Mahima Sehgal
Usha Shenoy
Ananya Hazare

Lasers em ortodontia

Mahima Sehgal
Usha Shenoy
Ananya Hazare

Lasers em ortodontia

ScienciaScripts

Cover image: www.ingimage.com

This book is a translation from the original published under ISBN 978-620-7-64012-6.

Publisher:
Sciencia Scripts
is a trademark of
Dodo Books Indian Ocean Ltd. and OmniScriptum S.R.L publishing group

120 High Road, East Finchley, London, N2 9ED, United Kingdom
Str. Armeneasca 28/1, office 1, Chisinau MD-2012, Republic of Moldova, Europe
Printed at: see last page
ISBN: 978-620-7-70346-3

ÍNDICE

INTRODUÇÃO

Um laser é um dispositivo que induz a emissão de luz em comprimentos de onda específicos a partir de átomos ou moléculas e amplifica essa luz, criando normalmente um feixe de radiação extremamente estreito. Normalmente, apenas um espetro muito pequeno de comprimentos de onda visíveis, infravermelhos ou ultravioletas é coberto pela emissão. Os lasers foram desenvolvidos numa grande variedade de formas com uma vasta gama de propriedades. O termo "Amplificação da Luz por Emissão Estimulada de Radiação" é designado por laser. Quando foram criados, no início dos anos 60, os lasers encontraram rapidamente uma variedade de aplicações, tanto na medicina como na cirurgia. Quando um meio adequado é sujeito a restrições físicas específicas a uma energia elevada, é criada energia laser. Uma fonte de energia externa estimula o meio, provocando a produção de fotões de energia luminosa. Estes fotões são subsequentemente amplificados para produzir a emissão laser. Os meios são moléculas no estado sólido, líquido e gasoso.[1]

Há cerca de 90 anos, foi criada a base teórica para a produção de luz laser; o primeiro laser foi aplicado numa extração dentária há 47 anos. O facto de os consultórios dentários só terem utilizado lasers comercialmente acessíveis nos últimos 18 anos pode ser uma surpresa para alguns. Houve um certo entusiasmo em torno da introdução do primeiro laser "dentário", que rapidamente resultou numa combinação de irritação dos dentistas e investigação que refutou ou minimizou muitas das promessas de aplicação clínica. Em contraste com muitas áreas da medicina e da cirurgia, onde a terapia laser é uma forma de tratamento autónoma, a utilização de lasers em medicina dentária é vista como um complemento para a realização de uma fase de gestão de tecidos que leva à conclusão de um procedimento em tecidos duros ou moles. O desejo do paciente de aceitar uma técnica que é frequentemente associada, por engano, a estímulos dolorosos pode impedir a realização do tratamento dentário, de acordo com o profissional de medicina dentária em prática geral. A maioria dos pacientes treme à ideia de uma broca de alta ou baixa velocidade, e aqueles que são submetidos a uma cirurgia descobrem que a hemorragia e os danos nos tecidos que a acompanham interferem com a sua capacidade de falar e comer normalmente. Por muito que se queira alargar os limites da interação laser-tecido, a maior parte da publicidade em torno da utilização do laser em medicina dentária tem-se centrado no potencial para aumentar a adesão dos pacientes, evitando a dor e o desconforto durante e após os procedimentos.[2]

No entanto, os lasers modernos oferecem a possibilidade de administrar terapias para tecidos duros e moles que, pelo menos concetualmente, facilitam a experiência do doente.

As previsões teóricas de Albert Einstein constituem a base dos LASERS. Einstein previu que um fotão pode entrar na matéria e atingir um átomo, a fim de explicar o efeito fotoelétrico. Todos os átomos incluem electrões; assim, a energia do fotão expulsaria rapidamente um eletrão do átomo.[2,3]

HISTÓRIA

Einstein escreveu um artigo sobre a teoria quântica da radiação, que é considerado como a ideia fundamental para a tecnologia laser, e que foi publicado em 1917. No início de 1954, o físico americano Townes começou por amplificar as micro-ondas por emissão estimulada. O aparelho que criaram foi designado pela abreviatura "MASER", que significa Microwave Amplification by Stimulated Emission of Radiation (amplificação de micro-ondas por emissão estimulada de radiação). Quatro anos mais tarde, Schawlow e Townes desenvolveram o laser, alargando a tecnologia do maser ao espetro ótico e infravermelho. Maiman criou o primeiro laser funcional em 1960, utilizando o rubi como substância ativa[4] . Pouco depois da construção do laser de rubi de Maiman, Goldman foi pioneiro na utilização de lasers em medicina. Desde então, Goldman publicou estudos sobre vários tipos de laser e as suas diversas aplicações médicas[5] e outros académicos. Em 1964, relatou o impacto do laser de rubi nas cáries dentárias.

Os resultados revelaram a eliminação de cáries dentárias, juntamente com a formação de crateras e a fusão da dentina. Um ano mais tarde, elaborou outro relatório sobre o impacto dos raios laser de rubi nos dentes. Este foi o primeiro estudo sobre a utilização de lasers em dentes importantes. Modificações semelhantes no esmalte dos dentes causadas pela luz do laser de rubi foram também documentadas por Stern e Sognnaes. Quando os Laboratórios Bell criaram o laser de dióxido de carbono (CO2) e o laser de granada de ítrio e alumínio dopado com neodímio (Nd:YAG) em 1964, os investigadores puderam utilizar lasers para tratar tecidos duros e moles na cavidade oral. Devido à sua elevada necessidade de energia e ao potencial de danos colaterais nos tecidos dentários próximos, o laser de rubi era raramente utilizado. Yamamoto relatou pela primeira vez a utilização do laser Nd:YAG para prevenir cáries dentárias em 1980.

Ao longo das décadas de 1970 e 1980, foram publicadas várias publicações sobre a utilização do laser de CO2 no tratamento de lesões de tecidos duros e moles, doenças periodontais e cirurgia oral. Antes de 1990, apenas um pequeno número de dentistas podia utilizar lasers em medicina dentária. Só quando Myers e Myers desenvolveram o laser Nd:YAG pulsado é que esta tecnologia pôde ser utilizada extensivamente na medicina dentária geral. Mais tarde, uma vasta gama de especialidades dentárias, incluindo cirurgia oral, medicina dentária preventiva, ortodontia, pedodontia, periodontologia, patologia oral e medicina oral foram tratadas com uma variedade de lasers, incluindo Holmium: YAG, Erbium: YAG, árgon e Erbium Yttrium Scandium Gallium Garnet.[3]

ANO	NOME	DESENVOLVIMENTO DO LASER
1917	Einstein	Sobre a Mecânica Quântica da Radiação
1954	Townes	Invenção do MASER
1958	Schawlow e Townes	Invenção do LASER
1960	Maiman	Construiu o primeiro laser funcional
1963	Goldman	Introduziu o LASER no domínio da medicina
1964	Goldman	Impacto relatado do feixe LASER na cárie dentária
1964	Laboratórios Bell	Foram desenvolvidos o laser Nd:YAG e o laser CO2
1980	Yamamoto e Sato	O laser Nd:YAG foi utilizado pela primeira vez na prevenção da cárie dentária

1989	Myers e Myers	Desenvolvimento de um laser Nd:YAG pulsado.
1990		O laser tem sido amplamente aplicado na medicina dentária

História do desenvolvimento do laser

MÁSCARA

O espetro eletromagnético é uma comparação da organização da energia electromagnética (quanta fotónicos) em função do comprimento de onda, que vai desde os raios gama e X, extremamente breves, até às micro-ondas e às ondas de rádio, extremamente longas. As investigações sobre micro-ondas de Charles Townes deram origem, em 1953, a um dispositivo que permitia amplificar a radiação ao atravessar o gás amoníaco. Este foi o primeiro MASER (amplificação de micro-ondas por emissão estimulada de radiação), criado para ajudar na contagem do tempo (o "relógio atómico") e nos sistemas de comunicação. A potência de saída dos primeiros masers era da ordem de alguns micro-watts, e descobriu-se que apenas uma pequena parte da energia incidente era convertida em energia maser, sendo a maior emissão sob a forma de calor. O primeiro LASER (amplificação da luz por emissão estimulada de radiação) foi desenvolvido por Theodore Maiman, na Hughes Aircraft Company, EUA, em 1960, na sequência de trabalhos experimentais efectuados por outros trabalhadores sobre diferentes comprimentos de onda de energia incidente e materiais-alvo.[2]

Propriedades do laser

Três propriedades únicas do laser distinguem-no da luz comum.

Monocromaticidade: O comprimento de onda da luz emitida pelo laser é muito estreito em comparação com as fontes de luz convencionais que emitem luz com um comprimento de onda alargado. Por conseguinte, em vez de conter várias cores, a luz laser tem uma única cor específica.[3]

Colimação: O feixe de um laser tem uma direção, tamanho e forma constantes, enquanto as luzes convencionais divergem em todas as direcções.[3]

Coerência: Todas as ondas luminosas são idênticas na luz laser.[3]

Ciência básica do laser

Diz-se que um fotão, a mais pequena unidade de energia, é libertado por um átomo depois de este ter recebido outro fotão e de ter sido estimulado, de acordo com a teoria quântica da física introduzida por Niels Bohr. A emissão espontânea é o nome dado a este acontecimento.

Esta hipótese foi aperfeiçoada por Einstein. Einstein prossegue dizendo que um átomo excitado pode absorver um quantum de energia antes de libertar dois fotões. A onda formada por dois fotões idênticos é coerente. Estes fotões excitarão outros átomos, o que levará à produção de mais fotões idênticos e a uma amplificação da energia luminosa. Um raio laser acaba por ser criado.[3]

Classificação dos lasers

Sabe-se que todos os lasers, exceto os de menor intensidade, têm potencial para serem perigosos, especialmente para a visão humana. Consequentemente, o equipamento laser é classificado com base na sua capacidade de prejudicar os seres vivos. As variáveis relevantes são a área da secção transversal do feixe laser no local de interesse, o tempo de exposição, os comprimentos de onda da radiação e a potência de saída do laser. Os limiares de segurança dos lasers são expressos em termos de exposição máxima admissível. (MPE). A Comissão Eletrotécnica Internacional (CEI) desenvolveu as seguintes classes

Classe 1. Um laser da classe 1 é seguro para utilização em todas as condições de utilização razoavelmente previstas; por outras palavras, não se prevê que a EMA possa ser excedida. Esta classe pode incluir lasers de uma classe superior cujos feixes estejam confinados num invólucro adequado, de modo a impedir fisicamente o acesso à radiação laser.[6]

Classe 1M. Estes lasers produzem feixes de grande diâmetro ou feixes divergentes. O EMA para um laser da classe 1M não pode normalmente ser excedido, exceto se forem utilizadas ópticas de focagem ou de imagem para reduzir o feixe. Se o feixe for recentrado, o perigo dos lasers da classe 1M pode ser aumentado e a classe do produto pode ser alterada.[6]

Classe 2. Um laser de classe 2 emite na região visível. Presume-se que o reflexo humano de pestanejar seja suficiente para evitar uma exposição prejudicial, embora a visualização prolongada possa ser perigosa.[6]

Classe 2M. Um laser da classe 2M emite na região visível sob a forma de um feixe de grande diâmetro ou divergente. Presume-se que o reflexo humano de pestanejar seja suficiente para evitar uma exposição prejudicial, mas se o feixe for focado para baixo, podem ser atingidos níveis de radiação prejudiciais, o que pode levar a uma reclassificação do laser.[6]

Classe 3R. Um laser da Classe 3R é um laser de onda contínua que pode produzir até cinco vezes o limite de emissão dos lasers da Classe 1 ou da Classe 2. Embora a EMA possa ser excedida, o risco de lesões é baixo. O laser não pode produzir mais de 5 mW na região visível.[6]

Classe 3B. Um laser da classe 3B produz luz com uma intensidade tal que a EMA para a exposição ocular pode ser excedida e a visualização direta do feixe é potencialmente grave. A radiação difusa (ou seja, a que é difundida por uma superfície difusora) não deve ser perigosa. A emissão em ondas contínuas destes lasers em comprimentos de onda superiores a 315 nm não deve exceder 0,5 W.[6]

Classe 4. Os lasers da classe 4 são de alta potência (tipicamente até 500 mW ou mais se forem CW, ou 10 J - cm-2 se forem pulsados). São perigosos para a vista em qualquer altura, podem causar lesões oculares devastadoras e permanentes, podem ter energia suficiente para inflamar materiais e podem causar lesões cutâneas significativas. A exposição dos olhos ou da pele tanto ao feixe laser direto como aos feixes dispersos, mesmo os produzidos pela reflexão de superfícies difusoras, deve ser sempre evitada. Além disso, podem representar um risco de incêndio e gerar fumos perigosos. Quase todos os lasers médicos e dentários pertencem a esta categoria.[6]

Componentes de um laser típico

Os componentes de um laser típico são:

Meio ativo -

Uma substância - natural ou artificial - que, quando accionada, liberta luz laser. Esta substância pode ser sólida, líquida ou gasosa. O meio ativo do primeiro laser "dentário" era um cristal de granada de ítrio-alumínio dopado com neodímio (Nd: YAG). O cristal complexo "YAG" tem a fórmula química Y3Al5O12. Os iões de neodímio (Nd3+) são dopados no cristal de YAG a uma taxa de 1% durante a formação do cristal (Fig. 19). Outros lasers dentários importantes utilizam terras raras e outros iões metálicos numa estrutura cristalina de YAG "dopada", como o érbio (Er: YAG) e o hólmio (Ho:YAG), bem como outra granada dopada com érbio e crómio de ítrio, escândio e gálio (ErCr: YSGG).

A entrada de energia externa, ou mecanismo de bombagem, envolve o meio ativo, que se encontra no interior da cavidade do laser, um tubo polido internamente com espelhos posicionados coaxialmente em cada extremidade. O "meio ativo", como o CO2 ou o Nd:YAG, determina o tipo de laser e o comprimento de onda de emissão do laser (10.600 nm e 1.064 nm, respetivamente). O processo de emissão de luz absorve átomos do meio ativo.[2]

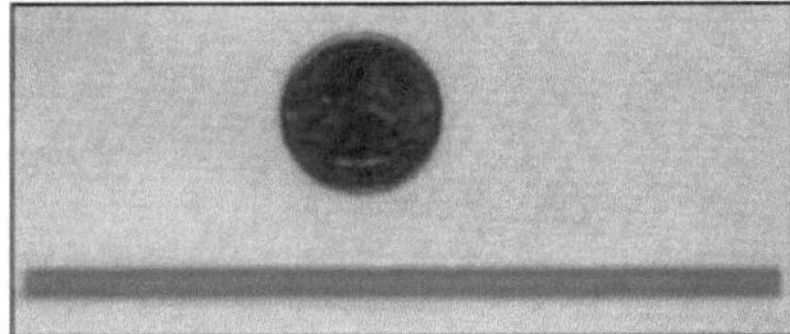

Uma barra de meio ativo de cristal de Nd:YAG, comparada com uma moeda para refletir o tamanho

Mecanismo de bombagem -

Trata-se de uma fonte de energia primária artificial que alimenta o meio ativo. Normalmente é uma lanterna ou um arco de luz, mas também pode ser um laser de díodo ou uma bobina electromagnética. O meio ativo absorve a energia desta fonte principal, o que provoca a criação da luz laser. Neste processo extremamente ineficaz, apenas 3 a 10% da energia incidente é transformada em luz laser, sendo o restante energia térmica. As propriedades do modo de emissão de um laser específico são fundamentalmente influenciadas pela dinâmica da energia incidente ao longo do tempo. Uma emissão de luz laser contínua semelhante surgirá de uma descarga eléctrica contínua

Ressonador ótico - Dois espelhos são posicionados em cada extremidade da cavidade do laser, e a luz laser produzida pelo meio ativo estimulado é reflectida para trás e para a frente através do eixo da cavidade do laser para aumentar a potência. A uma determinada densidade de energia, a luz laser escapa e é transferida para o tecido alvo, uma vez que o espelho distal é completamente refletor e o espelho proximal é parcialmente transmissivo.

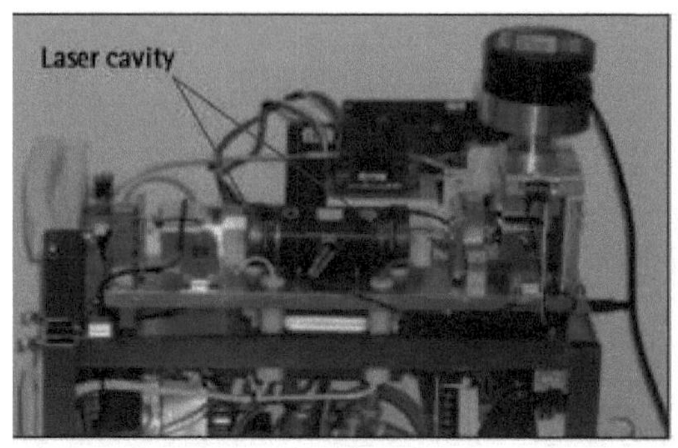

Uma máquina laser "despida" mostrando a cavidade LASER.

Sistema de entrega - O sistema de entrega pode ser uma fibra ótica de quartzo, uma guia de onda oca flexível, um braço articulado (com espelhos incorporados) ou uma peça de mão que transporta a unidade laser (atualmente apenas para lasers de baixa potência), dependendo do comprimento de onda da luz emitida. As primeiras tentativas de criar sistemas de entrega dependiam de equipamento com um espelho ou lente fixos. Rapidamente se tornou claro que a utilização de um cabo fino de fibra ótica de quartzo de sílica maximizaria a possibilidade de os lasers médicos e dentários chegarem ao local pretendido. Mas a eficácia deste sistema de entrega depende da fraca absorção do comprimento de onda de emissão pela água (grupos hidroxilo) na fibra de quartzo.

Consequentemente, os comprimentos de onda mais curtos, como o árgon, os díodos e o Nd: YAG, podem beneficiar deste tipo de fibra, enquanto os comprimentos de onda mais longos, como o dióxido de carbono, o Er, o Cr: YSGG e Er: YAG sofrem elevadas perdas de potência através da fibra de quartzo, pelo que necessitam de métodos de distribuição alternativos. Estas soluções incluem guias de onda ocas em que a luz é reflectida através de tubos polidos internamente e braços articulados com prismas e espelhos internos. Para resolver este problema, estão a ser investigados novos compostos de fibra sem água, como o fluoreto de zircónio. [3]

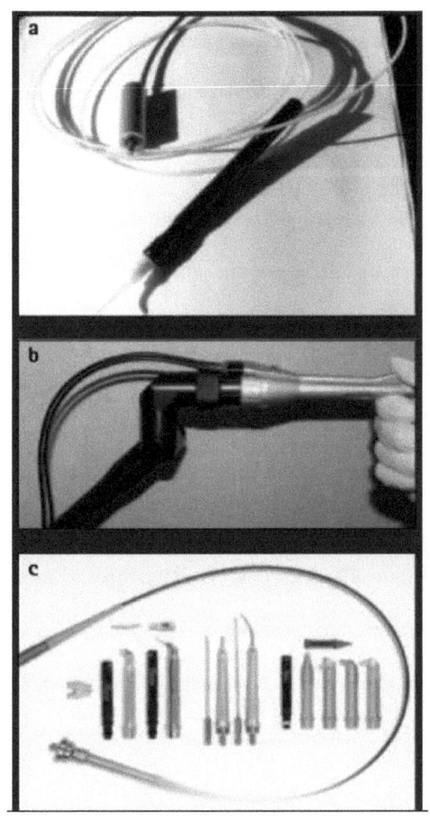

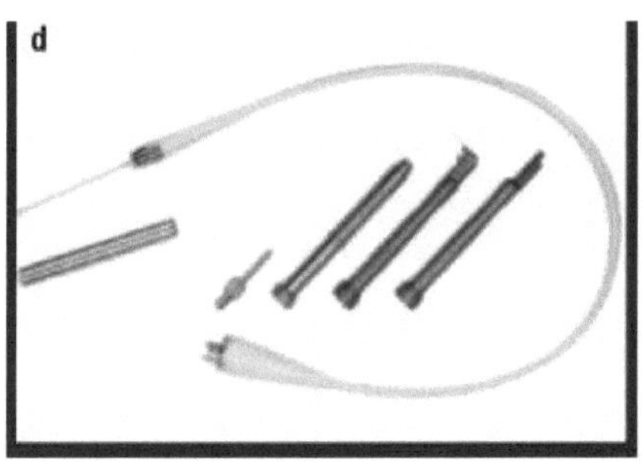

Exemplos de diferentes sistemas de entrega de LASER, mostrando a fibra de quartzo (a), o braço articulado (b) e o guia de ondas oco (c, d)

Sistema de arrefecimento - O subproduto da propagação da luz laser é a geração de calor. O sistema de arrefecimento é a parte mais volumosa dos lasers de corte de tecidos pesados, uma vez que o seu tamanho aumenta com a potência de saída do laser. São possíveis sistemas de refrigeração coaxiais assistidos por água ou ar.

Painel de controlo - Permite a flutuação da produção de energia ao longo do tempo, acima da limitada pela frequência do mecanismo de bombagem. Outras instalações podem permitir a comutação do comprimento de onda (dispositivos multi-laser) e a impressão da energia laser fornecida durante a sua utilização clínica.[3]

Luz

A luz é um tipo de energia electromagnética que tem características de onda e de partícula. Um fotão é o nome do elemento constituinte desta energia. A luz comum e a luz laser são muito diferentes uma da outra. Apesar de a luz gerada por um candeeiro de mesa, por exemplo, ser composta por todas as cores do espetro visível - violeta, azul, verde, amarelo, laranja e vermelho - tem normalmente um brilho branco e difuso. À semelhança da forma como as gotas de chuva dividem a luz solar nas tonalidades do arco-íris, pode ser utilizado um prisma para separar as várias cores. Em aplicações dentárias, a monocromacia da luz laser - a sua capacidade de ter apenas uma cor distinta - pode torná-la visível ou invisível. A colimação é o processo de definição dos limites espaciais exactos do feixe, o que garante que o tamanho e a forma do feixe da cavidade laser permanecem constantes.[7]

Esta caraterística da radiação é produzida pelo equipamento de raios X dentário. A coerência refere-se à uniformidade das ondas de luz geradas pelo aparelho.

Todas elas têm formas de onda idênticas e estão em fase umas com as outras, o que significa que todos os picos e vales são iguais. A eficiência é uma caraterística da luz laser que é clinicamente relevante. Como ilustração, considere o facto de o candeeiro de mesa produzir muito calor como subproduto da iluminação. A energia térmica necessária para incisar corretamente uma papila gengival é fornecida por 2 watts de luz laser Nd: YAG, por oposição a cerca de 20 watts de luminescência e cerca de 80 watts de energia radiante intangível produzida por uma lâmpada de 100 watts. [7]

A onda de fotões de um laser pode ser identificada por uma de três medidas. A velocidade, ou a velocidade da luz, vem em primeiro lugar. A segunda é a amplitude, que é a altura total da oscilação da onda medida ao longo de um eixo vertical desde o pico superior até ao inferior. A amplitude da onda é uma medida da sua intensidade; quanto maior for a amplitude, mais trabalho útil pode ser efectuado. A distância entre quaisquer dois pontos idênticos no eixo horizontal da onda é conhecida como comprimento de onda, que é a terceira caraterística. Esta medida de tamanho físico é crucial para definir a forma como a luz laser será aplicada ao local da cirurgia e como responderá. Para os comprimentos de onda utilizados em medicina dentária, são utilizadas unidades inferiores desta medida - microns (10-6 m) ou nanómetros (10-9 m). O comprimento de onda é medido em metros. A frequência, que é o cálculo da quantidade de oscilações das ondas por segundo, é uma caraterística das ondas que está ligada ao comprimento de onda. A relação entre a frequência e o comprimento de onda é inversa: a frequência aumenta à medida que o comprimento de onda diminui e vice-versa.[7]

Amplificação

Um procedimento que tem lugar no interior do laser inclui a amplificação. Compreender as partes de um instrumento laser pode ajudar-nos a compreender melhor como a luz é criada. O centro do dispositivo é uma cavidade ótica. O meio ativo, que constitui a parte central da cavidade, é composto por substâncias químicas, moléculas ou elementos. O nome "laser" refere-se ao tipo de material que constitui o meio ativo, que pode ser um semicondutor de estado sólido, um cristal ou um recipiente para gás. O árgon e o CO2 são os dois lasers de meio ativo gasoso utilizados em medicina dentária.

Os restantes produtos são barras sólidas de cristal de granada cultivadas com várias combinações de ítrio, alumínio, escândio e gálio e depois dopadas com os elementos crómio, neodímio ou érbio, ou bolachas semicondutoras de estado sólido fabricadas com várias camadas de metais como o gálio, o alumínio, o índio e o arsénio. Em cada extremidade da cavidade ótica, existem dois espelhos paralelos entre si. Uma fonte de excitação, como uma lâmpada de flash ou uma bobina eléctrica, rodeia este núcleo e fornece energia ao meio ativo. As últimas partes mecânicas são um sistema de arrefecimento, lentes de focagem e outros controlos.[6,7]

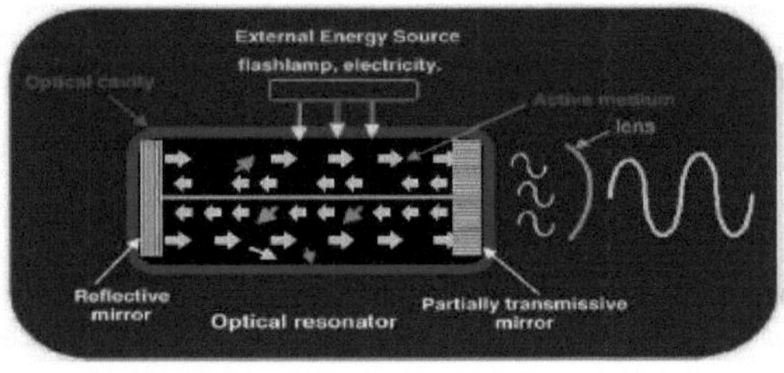

Os componentes básicos de um LASER

Emissão estimulada

A teoria quântica da física, que foi proposta pela primeira vez em 1900 pelo físico alemão Max Planck, e mais tarde conceptualizada como tendo uma ligação à arquitetura atómica pelo cientista dinamarquês Niels Bohr, é a base do conceito de "emissão estimulada". Os electrões de um átomo ou molécula absorvem um quantum, a mais pequena unidade de energia, que excita brevemente o átomo ou molécula antes de o quantum ser libertado, um processo conhecido como emissão espontânea. Como existem muitas órbitas electrónicas com níveis de energia variáveis num átomo, esta emissão quântica, também conhecida como fotão, pode ter uma vasta gama de comprimentos de onda. É assim que se produz a luz incandescente. O filamento de tungsténio de uma lâmpada doméstica é ativado pela energia eléctrica e brilha. De acordo com a teoria de Albert Einstein, um segundo quantum de energia a viajar no campo de um átomo excitado provocaria a libertação de dois quanta extra, um fenómeno a que chamou emissão estimulada. Pouco antes de o átomo poder experimentar a emissão espontânea, este processo teria lugar. Dois fotões idênticos que se movem como uma onda coerente constituem a emissão de energia, ou radiação.[7]

Estes fotões têm o poder de energizar novos átomos, que depois libertam outros fotões idênticos que energizam outros átomos próximos. Se as circunstâncias forem ideais, ocorre uma inversão da população, em que a maioria dos átomos do meio ativo se encontra no estado excitado, por oposição ao estado de repouso. Esta excitação tem de ser mantida por um mecanismo de bombagem, que é uma fonte contínua de energia. A amplificação é o processo pelo qual as passagens sucessivas através do meio ativo aumentam a potência do feixe de fotões. Os espelhos em cada extremidade do meio ativo reflectem estes fotões para trás e para a frente para permitir uma maior emissão estimulada. A cavidade ótica tem de ser arrefecida porque é produzido algum calor durante o processo. O paralelismo dos espelhos garante que a luz é colimada. Como um dos espelhos é seletivamente transmissivo, a luz com energia suficiente pode passar através da cavidade ótica.[7]

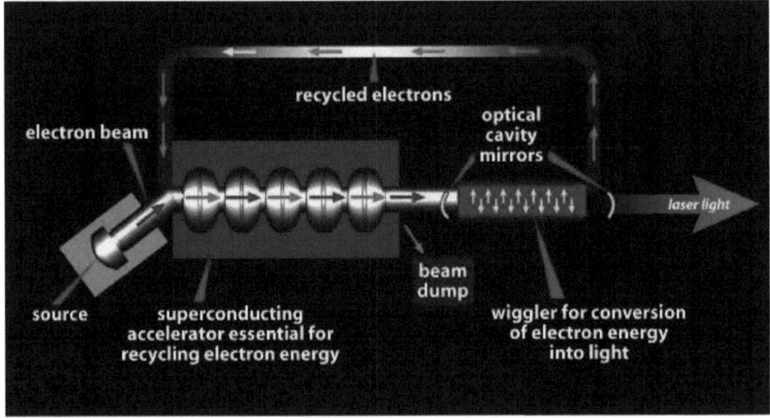

Radiação

As ondas de luz do laser são um tipo particular de energia electromagnética conhecida como radiação. O espetro eletromagnético é constituído por toda a gama de energia ondulatória, desde os raios gama, com um comprimento de onda de cerca de $10^{-12\ m}$, até às ondas de rádio, com um comprimento de onda potencial de muitos milhares de metros. Os comprimentos de onda ionizantes são aqueles que se situam abaixo dos 300 nm, ou comprimentos de onda muito curtos. Este termo descreve o enorme momento do fotão, expresso em electrões-volt por fotão, da radiação de frequência mais elevada (menor comprimento de onda). Esta energia mais forte dos fotões pode criar átomos e moléculas carregados e penetrar profundamente nos tecidos biológicos. O tecido com que se envolvem é excitado e aquecido por ondas de comprimento superior a 300 nm, que têm menos energia fotónica.

Os comprimentos de onda de emissão de todos os sistemas de laser dentário atualmente disponíveis variam entre cerca de 500 nm e 10.600 nm. Consequentemente, emitem radiação térmica na gama de infravermelhos visíveis ou invisíveis não ionizantes do espetro eletromagnético. A junção da luz ultravioleta e da luz violeta visível serve de fronteira entre a parte ionizante (ou seja, a parte mutagénica do ADN celular do espetro) e a parte não ionizante do espetro.[3,6]

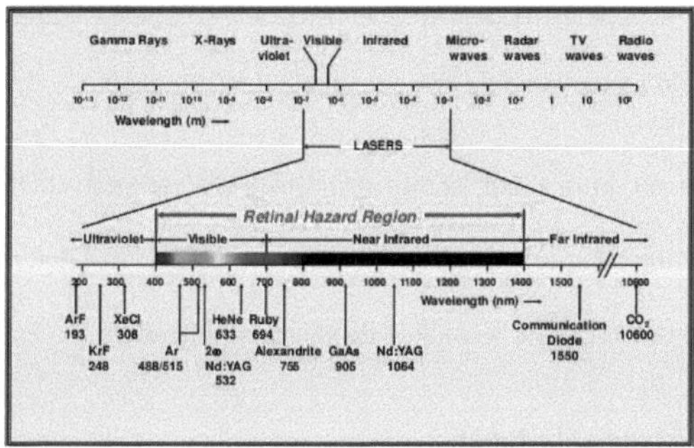

Terminologia

Todo o equipamento de laser dentário tem definições que podem ser alteradas pelo profissional. Um fotão tem energia em todos os comprimentos de onda. O impacto nos tecidos que os fotões de luz laser criam é designado por trabalho em física elementar. A energia, que pode ser medida em joules ou milijoules, é a capacidade de realizar trabalho. Os watts são utilizados para quantificar a potência, que é a quantidade de trabalho efectuado ao longo do tempo. Um joule fornecido durante um segundo é igual a um watt. Em cada dispositivo, uma ou ambas as quantidades podem ser modificadas. A potência que tem um impacto contínuo no tecido ao longo do tempo é conhecida como "potência média". Alguns lasers podem produzir vários impulsos de luz num segundo, que podem ser escolhidos por alguns dispositivos. A "duração do impulso" refere-se ao período de tempo de emissão de um impulso individual.[7]

Embora alguns lasers produzam impulsos breves que duram apenas alguns dez milésimos de segundo, a duração do impulso - também conhecida como largura do impulso - é medida em segundos. Os impulsos por segundo são descritos pelo termo "hertz". A potência média dos lasers pulsados é calculada multiplicando a energia por impulso pela frequência hertz. A potência de pico de cada impulso laser, que é calculada dividindo a energia por impulso pela duração do impulso, pode ser significativamente superior. O "diâmetro do feixe" interage com o local alvo no tecido e é controlado pelo mecanismo de entrega, que é descrito abaixo.[7]

Os watts ou joules por centímetro quadrado, respetivamente, podem ser utilizados para representar a quantidade de fotões presentes numa determinada unidade de espaço. Outro nome para a densidade de energia é fluência.

Sistemas de entrega de laser

Deve ser fácil de utilizar e preciso para emitir o feixe laser coerente e colimado no tecido alvo. Os lasers dentários que se encontram atualmente no mercado na América do Norte utilizam um de dois mecanismos de entrega. Um é um guia de ondas oco e flexível ou um tubo com um acabamento espelhado no interior. O feixe de laser escapa através de uma peça de mão na extremidade cirúrgica do tubo, depois de ser refletido ao longo do mesmo de uma forma sem contacto, atingindo o tecido. Para interação com o local da cirurgia, pode ser fixada uma ponta adicional de safira ou de metal oco na extremidade do guia de ondas.[3,6,7]

Um cabo de fibra ótica de vidro serve como segundo método de distribuição. Este cabo é normalmente mais fino e mais pequeno em diâmetro do que o guia de ondas, o que resulta numa redução do peso e da resistência ao movimento. Alguns lasers para tecidos moles utilizam fibras ópticas que variam em tamanho de 200 a 600 lm. Apesar de estar protegido por uma bainha resistente, o componente de vidro pode ainda ser frágil e não pode ser dobrado num ângulo agudo. Com a extremidade nua para fora ou, no caso da família de lasers Erbium, com uma ponta de safira ou quartzo conectada, a fibra encaixa-se perfeitamente numa peça de mão. É possível utilizar este sistema de fibras em modo de contacto ou sem contacto. Mais frequentemente, é aplicado diretamente no local da cirurgia em modo de contacto.[3,6,7]

Todos os instrumentos dentários tradicionais, quer sejam manuais ou rotativos, entram em contacto direto com o tecido que estão a tratar, proporcionando ao utilizador um feedback imediato. Os lasers dentários podem ser aplicados direta ou indiretamente. O feixe fica a milímetros de distância do alvo quando utilizado fora de contacto. Embora esta técnica seja eficaz para seguir os diferentes contornos dos tecidos, o cirurgião deve prestar especial atenção à forma como a energia do laser interage com o tecido devido à perda da sensação de tato. Cada um dos lasers dentários invisíveis tem o seu próprio feixe de mira, que pode ser um laser ou uma luz normal. O feixe de mira, que indica ao operador onde a energia do laser será concentrada, é enviado coaxialmente pela fibra ou guia de ondas.[3,6,7]

As lentes do instrumento laser focam o feixe em ambos os modos. O guia de ondas oco tem uma região de um determinado diâmetro onde o feixe é fortemente focado e tem a maior energia. Deve ser utilizado o ponto focal, que é onde a incisão e a excisão serão efectuadas. O ponto focal da fibra ótica e dos seus acessórios situa-se na ponta ou muito próximo desta, que possui a maior energia. Em ambos os casos, à medida que a peça de mão é afastada do ponto focal, o feixe diverge e perde a focagem. Para conseguir a hemostase, uma pequena distância divergente permite que a luz laser cubra uma área maior. À medida que o feixe se afasta, a sua eficácia diminui devido à dissipação de energia e à correspondente queda na densidade de potência.[3,6,7]

As fibras de vidro pequenas e flexíveis podem ser utilizadas para criar lasers com comprimentos de onda de emissão mais curtos, como os lasers de árgon, de díodo e de Nd:YAG. Devido aos seus grandes comprimentos de onda, que são difíceis de encaixar nas moléculas cristalinas do vidro condutor, os dispositivos Er,Cr: YSGG e Er: YAG colocam dificuldades à produção de fibras. Além disso, são altamente absorvidos pela água, o que obriga à utilização de um design de fibra especializado e dispendioso, com uma estrutura que contenha menos hidroxilo, bem como ar de arrefecimento periférico e pulverização de água para a peça de mão. Uma vez que o CO2 é o maior comprimento de onda dentária, não pode ser enviado utilizando a atual tecnologia de fibra ótica e tem de ser transportado num meio oco.[3,6,7]

Modos de emissão laser

O dispositivo de laser dentário tem dois modos de emissão de luz que variam com o tempo: ligado constante e ligado e desligado por impulsos. A energia fornecida ao tecido alvo pelos lasers pulsados pode ainda ser separada em dois modos distintos. Como resultado, são definidos três modos de emissão distintos. O primeiro tipo é o de onda contínua, em que o feixe é produzido num único nível de potência durante o tempo em que o operador carrega no pedal. O segundo é conhecido como modo gated-pulse e envolve alternâncias periódicas da intensidade do laser, semelhante a uma luz que pisca. Este modo é conseguido abrindo e fechando periodicamente um obturador mecânico em frente do trajeto do feixe da emissão de onda contínua. Esta caraterística de pulsação é presente em todos os equipamentos cirúrgicos de onda contínua. O modo superpulsado, que reduz drasticamente a largura do impulso para 50 milissegundos, é uma variação deste tipo de pulsação. São geradas potências de pico que são cerca de dez vezes superiores às medições de potência de onda contínua, e a carbonização dos tecidos pode ser minimizada. O modo pulsado de funcionamento livre, também designado por "pulsado verdadeiro", é o terceiro modo. Esta emissão distingue-se pelo facto de emitir energias de pico significativas de luz laser durante um breve período de tempo, frequentemente em microssegundos, seguido de um período de tempo considerável quando o laser é desligado. [6]

A energia no local da cirurgia, por exemplo, estaria presente durante 1/1000 de segundo e ausente durante os restantes 99,9% desse segundo, no caso de um laser pulsado de funcionamento livre com uma duração de impulso de 100 microssegundos e impulsos dados a 10 por segundo. O meio ativo é bombeado por uma lâmpada de flash que se acende rapidamente nos dispositivos de funcionamento livre por impulsos. Em vez de ser fisicamente controlado, como num dispositivo de impulsos fechados, o tempo desta emissão é controlado por um computador. Em cada impulso são produzidas potências de pico elevadas, na ordem das centenas ou milhares de watts. A potência média que o tecido experimenta é baixa devido à curta duração do impulso. Os dispositivos que produzem impulsos de funcionamento livre não têm saídas de onda contínua ou de impulsos fechados.[6]

Existem instrumentos laser para utilização na medicina e na ciência com comprimentos de impulso tão pequenos como um picossegundo (um trilionésimo de segundo) e um nanossegundo (um bilionésimo de segundo). Estes dispositivos são capazes de produzir enormes picos de potência, mas como as energias de impulso previstas são modestas, é possível uma maior precisão cirúrgica. Alguns dispositivos de natureza semelhante podem ser fabricados para emitir um único impulso. O princípio fundamental de qualquer modo de emissão laser é que uma interação térmica resulta do contacto prolongado da energia luminosa com o tecido. O tecido visado pode arrefecer antes de ser emitido o impulso seguinte de energia laser se o laser estiver a funcionar em modo pulsado. No modo de onda contínua, o operador tem de parar manualmente a emissão do laser para que o tecido sofra relaxamento térmico.[6]

Energia laser e temperatura dos tecidos

O principal efeito da energia laser é fototérmico, ou seja, a transformação da energia luminosa em calor. O grau de aumento da temperatura e a resposta resultante da água intersticial e intracelular determinam o efeito térmico da energia laser nos tecidos. O ritmo do aumento da temperatura é crucial para este impacto e é influenciado por uma série de variáveis, incluindo a capacidade do tecido circundante para dissipar o calor e o arrefecimento do local da cirurgia. Os muitos parâmetros do laser utilizados para a técnica, como o modo de emissão, a densidade de potência e o período de exposição, são igualmente cruciais. O aquecimento ocorre à medida que a energia do laser é absorvida.[6]

Temperatura do tecido (°C)	Efeito observado
37-50	Hipertermia
60-70	Coagulação, desnaturação de proteínas
70-80	Soldadura
100-150	Vaporização, ablação
200	Carbonização

Efeitos do tecido alvo em relação à temperatura

A primeira ocorrência, a hipertermia, tem lugar quando o tecido é aquecido acima da temperatura corporal sem ser danificado. Sem qualquer vaporização do tecido subjacente, as proteínas começam a desnaturar-se a temperaturas de cerca de 60 (C). Quando a albumina de uma clara de ovo passa de clara a leitosa durante a cozedura, o tecido embranquece, o que pode ser observado. A parte biologicamente saudável do tecido pode ser preservada se a temperatura do tecido puder ser controlada, o que torna este fenómeno valioso para a remoção cirúrgica de tecido granulomatoso doente. Quando o líquido congela numa massa semi-sólida mole, a coagulação causa lesões irreparáveis nos tecidos. Ao provocar a contração da parede do vaso, este procedimento resulta na hemostase desejada. [6]

A adesão das camadas é causada pela pegajosidade provocada pelo desdobramento helicoidal da molécula de colagénio e pelo emaranhamento com segmentos adjacentes, e pode ser "soldada" em conjunto através de um aquecimento consistente a 70°C a 80°C. A vaporização da água no interior do tecido alvo, também conhecida como ablação, ocorre quando a temperatura é aumentada para 100°C. Os componentes sólidos e líquidos sofrem uma mudança de estado físico e transformam-se em vapor sob a forma de fumo ou vapor. A excisão dos tecidos moles começa a esta temperatura porque os tecidos moles contêm uma grande quantidade de água. A esta temperatura, os cristais de apatite e outros minerais que se encontram no tecido duro do dente não são ablacionados; em vez disso, o vapor de água produzido pela vaporização da água expande-se e subsequentemente explode o material circundante em partículas microscópicas. Depois disso, o vapor e os sólidos são aspirados. O nome "spallation" refere-se a esta erupção miniaturizada do cristal de apatite.

Se a temperatura do tecido for ainda mais elevada, até cerca de 200oC, este arde na presença de ar depois de ficar desidratado. O produto final, o carbono, absorve todos os comprimentos de onda. Consequentemente, se a energia laser for mantida no local, a camada carbonizada superficial absorve o feixe que incide sobre ela, actuando como um dissipador de calor e impedindo a ablação típica do tecido. Uma grande área é sujeita a danos térmicos colaterais devido à condução de calor.[6]

Interação laser-tecido

Dependendo das características ópticas do tecido alvo, a luz laser pode interagir com ele de quatro formas diferentes. Devido à composição intrincada das estruturas dentárias, estas quatro ocorrências coincidem até certo ponto. O tecido pretendido que absorve a energia do laser é a interação inicial e mais desejada. A quantidade de energia absorvida pelo tecido é influenciada pelas suas propriedades, incluindo o conteúdo de água e pigmentos, bem como pelo comprimento de onda e modo de emissão do laser. Certos comprimentos de onda são preferencialmente absorvidos por substâncias presentes nos tecidos, denominadas cromóforos. A molécula transportadora de oxigénio, a hemoglobina, reflecte comprimentos de onda vermelhos, dando ao sangue arterial a sua cor. [8]

Por isso, os comprimentos de onda azul e verde absorvem-na muito. O sangue nas veias tem menos oxigénio, o que faz com que absorva mais luz vermelha e pareça mais escuro. Os comprimentos de onda curtos absorvem fortemente o pigmento melanina, que dá cor à pele. A molécula que está sempre presente, a água, tem diferentes graus de absorção em vários comprimentos de onda. As diferentes estruturas dentárias contêm pesos variáveis de água. O esmalte (2% a 3%), a dentina, o osso, o cálculo, as cáries e os tecidos moles (cerca de 70%) seriam enumerados por ordem decrescente. A principal substância cristalina nos tecidos duros dentários é a hidroxiapatite, que, dependendo do comprimento de onda, tem uma vasta gama de absorção.

Em geral, os tecidos pigmentados e os componentes do sangue absorvem rapidamente os comprimentos de onda mais curtos (de cerca de 500 a 1000 nm). A hemoglobina atenua significativamente o árgon. O díodo e o Nd:YAG interagem menos com a hemoglobina e têm uma elevada afinidade com a melanina. A água e a hidroxiapatite interagem mais facilmente com os comprimentos de onda mais longos. No comprimento de onda do Er:YAG, imediatamente abaixo dos 3000 nm, existe um forte pico de absorção para a água. A hidroxiapatite é também um bom absorvente de érbio. A água absorve rapidamente o $CO2$ a 10.600 nm, e tem uma forte afinidade com a estrutura dentária.[9]

O segundo efeito, que é o oposto da absorção, é a transmissão direta da energia laser através do tecido sem qualquer impacto no tecido alvo. Os fluidos dos tecidos absorvem rapidamente a família do érbio e o $CO2$ na superfície exterior, ao contrário da água, que é geralmente transparente a comprimentos de onda mais curtos como o árgon, o díodo e o Nd:YAG. Como resultado, a energia comunicada aos tecidos próximos é mínima. A profundidade do feixe laser concentrado varia consoante a densidade de potência e a velocidade de movimento. De um modo geral, os díodos de 800 nm são transmitidos através dos tecidos a profundidades até 100 mm, um fator de 10.000, enquanto a família Erbium funciona sobretudo à superfície, com uma profundidade de absorção de cerca de 0,01 mm. Outra ilustração é a transmissão dos lasers de díodo e Nd:YAG através da córnea, da íris e do cristalino do olho e a absorção na retina.[6]

O terceiro resultado é a reflexão, que é quando o feixe se redirecciona para fora da superfície sem tocar no tecido que se pretende atingir. A quantidade de estrutura dentária sã é determinada através de um detetor de cáries a laser que utiliza a luz reflectida. Ou a luz reflectida mantém a sua colimação num feixe focado ou difunde-se. Quando se afasta mais da peça de mão, o feixe de laser torna-se normalmente mais divergente. No entanto, a distâncias superiores a 3 metros, alguns feixes de laser têm energia suficiente. O facto de esta reflexão poder ser prejudicial, porque a energia se concentra num alvo não intencional, como os olhos, constitui um grave risco de segurança para o funcionamento do laser.[6]

O quarto efeito é a dispersão da luz laser, que pode não ter qualquer impacto biológico útil e enfraquece a energia direccionada. A dispersão do feixe de laser pode provocar danos indesejáveis ao aquecer o tecido próximo do local da cirurgia. No entanto, a cura da resina composta ou a cobertura de uma grande área pode ser facilitada por um feixe que tenha sido desviado em várias direcções. O efeito principal e vantajoso da energia laser é a absorção da luz laser pelo tecido alvo. A medicina dentária a laser tem como objetivo maximizar estes efeitos fotobiológicos. Algumas das muitas vantagens dos dispositivos laser incluem incisões e excisões com a correspondente precisão e hemostase utilizando a conversão fototérmica de energia. A luz laser tem efeitos fotoquímicos que podem desencadear reacções químicas (como a cura da resina composta) e quebrar ligações químicas (como quando são utilizados medicamentos fotossensibilizados no tratamento fotodinâmico para matar células tumorais). Os excimers são uma classe única de lasers que emitem na região ionizante do ultravioleta e têm energia fotónica suficiente para romper diretamente a ligação química de uma molécula orgânica sem causar danos térmicos. Estes lasers estão a ser investigados para técnicas de remoção de tecidos duros. Quando expostos à luz laser, alguns pigmentos biológicos podem brilhar, o que pode ser utilizado para identificar cáries dentárias. Para a bioestimulação, pode ser utilizado um laser a níveis muito inferiores ao limiar cirúrgico. Isto acelera a cicatrização de feridas, reduz a dor, promove o desenvolvimento de colagénio e tem um impacto anti-inflamatório geral.

Pode ser criada uma onda de choque audível quando um impulso de laser entra numa estrutura cristalina. Esta onda de choque pode provocar a rutura do tecido ou a sua quebra mecânica. Aqui está uma ilustração de como a luz laser pode ter um efeito auditivo.[10]

É necessário ter em conta uma série de aspectos para resumir o efeito de uma máquina no contacto com os tecidos. Embora os componentes internos de cada laser sejam os mesmos, os métodos de aplicação e os modos de emissão variam. O teor de água, a cor do tecido e a composição química do tecido alvo são afectados pelo comprimento de onda do laser de diferentes formas. A densidade de energia depende do diâmetro do feixe de laser, quer este seja emitido em contacto ou fora de contacto com o tecido. Quanto mais pequeno for o feixe, maior será a densidade de energia.[6]

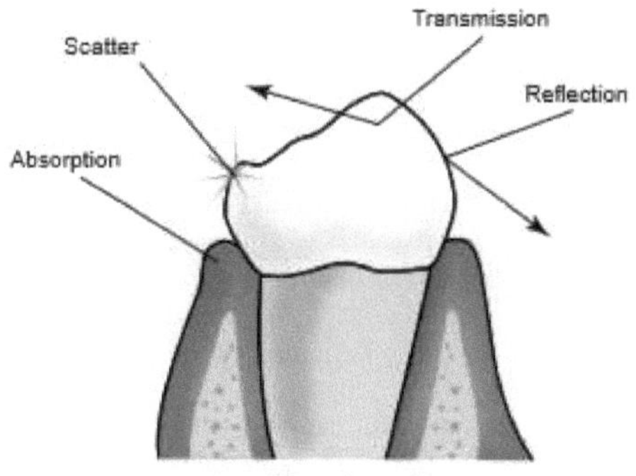

A energia laser pode ter quatro interacções diferentes com um tecido alvo: reflexão, transmissão, dispersão e absorção. Na realidade, todas as interacções ocorrem em simultâneo, mas a interação que mais nos interessa é a absorção.

Comprimentos de onda do laser utilizados em medicina dentária

Seguem-se resumos sucintos da tecnologia laser utilizada em medicina dentária. Os nomes dos lasers baseiam-se na sua substância ativa, comprimento de onda, método de administração, modo(s) de emissão, absorção tecidular e utilizações terapêuticas. A ordem é baseada no comprimento de onda mais curto.

Árgon

O Argon é um laser que utiliza gás árgon como meio ativo e é alimentado por uma descarga eléctrica de alta corrente. É o único laser cirúrgico disponível que emite luz no espetro visível e fornece modos de onda contínua e pulsada com gated através de fibra ótica. Em medicina dentária, são utilizados os comprimentos de onda de emissão de 488 nm, que é azul, e 514 nm, que é verde azulado. O iniciador de luz mais utilizado que leva à polimerização da resina em materiais de restauração compostos, a quinona de cânfora, requer um comprimento de onda de 488 nm para ser ativado. Quando utilizada num modo sem contacto, a divergência do feixe desta luz azul gera uma quantidade excessiva de fotões, que fornecem energia de cura. Quando comparada com a resina curada com luz azul filtrada normal, alguns estudos mostram um pequeno aumento da resistência da resina curada com laser. Além disso, o período de cura é muito mais curto do que o tempo de exposição sugerido para as unidades tradicionais. Outros materiais de laboratório e de consultório, como os géis de branqueamento activados por luz e os materiais de impressão, também podem ser utilizados com o laser de árgon.[11]

O comprimento de onda de 514 nm tem boas propriedades hemostáticas porque os tecidos que contêm hemossiderina, melanina e hemoglobina apresentam a sua maior absorção. Normalmente, o tecido alvo da cirurgia está em contacto com uma fibra de vidro flexível de pequeno diâmetro. Esta fibra é fácil de limpar e higienizar. A operação requer que a extremidade tenha uma borda bem definida, ou clivagem, que deve ser examinada e refeita durante o processo. Os resíduos cirúrgicos que se acumulam na fibra devem ser removidos, uma vez que absorvem a energia do laser e reduzem a sua eficácia. O laser de árgon é a opção terapêutica ideal para lesões altamente vasculares, incluindo hemangiomas e doença periodontal inflamatória aguda. Tanto a água como os tecidos duros dos dentes são pouco absorvidos por nenhum destes comprimentos de onda. Quando se utiliza este laser para cortar e modelar os tecidos gengivais, a fraca absorção no esmalte e na dentina é vantajosa porque há pouca interação e, consequentemente, poucos danos na superfície do dente.

A deteção de cáries pode beneficiar da utilização de ambos os comprimentos de onda. A porção doente e cariada do dente brilha num vermelho alaranjado escuro sob a luz do laser de árgon, claramente distinguível dos componentes saudáveis circundantes.[12]

Díodo

Os cristais semicondutores utilizados para fabricar díodos, um laser de meio ativo sólido, contêm frequentemente uma combinação de alumínio ou índio, gálio e arsénio. Os espelhos do ressonador ótico estão diretamente ligados às extremidades deste "chip" de material e é utilizada uma corrente eléctrica como mecanismo de bombagem. Os comprimentos de onda adequados para aplicações dentárias variam entre cerca de 800 nanómetros para o meio ativo feito de alumínio e 980 nanómetros para o meio ativo feito de índio, o que os coloca no início da região do infravermelho próximo do espetro invisível não ionizante. Em contacto com os tecidos moles para cirurgia ou fora de contacto para uma coagulação mais profunda, cada dispositivo fornece energia laser por fibra ótica nos modos de onda contínua e pulsado. À semelhança do instrumento de árgon, a fibra ótica tem de ser cortada e preparada antes da utilização inicial e durante o procedimento para garantir um funcionamento eficiente. Alguns médicos preferem iniciar a extremidade da fibra com uma pequena quantidade de pigmento de carbono e chamam-lhe "ponta quente". Este método concentra uma grande quantidade de energia laser no ponto de contacto e acelera as incisões nos tecidos, mas o operador tem de inspecionar a ponta frequentemente para evitar que se transforme num "ferro de marcar" esfarrapado devido à rápida acumulação de produtos ablacionados. Todos os comprimentos de onda do diodo são altamente absorvidos pelo tecido pigmentado e são profundamente penetrantes, embora a hemostasia não seja tão rápida como com o laser de árgon. Como resultado da absorção comparativamente baixa destes lasers pela estrutura dentária, a cirurgia dos tecidos moles pode ser efectuada com segurança perto do esmalte, da dentina e do cemento. O modo de emissão de onda contínua do laser de díodo também pode aumentar rapidamente a temperatura do tecido alvo, tal como um instrumento de árgon. Para arrefecer o local da cirurgia e manter a fibra em movimento em toda a região de tratamento, o profissional deve utilizar ar e, ocasionalmente, água.[6]

O Diodo é um excelente laser cirúrgico para tecidos moles, adequado para desbridamento sulcular, corte e coagulação da gengiva e da mucosa.[13] A principal vantagem dos lasers de díodo é o facto de serem dispositivos portáteis e compactos. Existem ferramentas adicionais utilizadas em medicina dentária para além dos lasers de díodo cirúrgicos. Um díodo vermelho visível com um comprimento de onda de 655 nm e 1 miliwatt de potência está disponível num fabricante (Diodent; Kavo, Lake Zurich, Illinois). A fluorescência da estrutura dentária cariada é excitada pela energia vermelha e reflectida no detetor da unidade, que analisa e mede o grau de cárie.[14]

Neodímio: YAG

Um cristal de granada acoplado aos elementos de terras raras ítrio e alumínio e dopado com iões de neodímio serve de meio ativo sólido para o Nd:YAG. O mecanismo de bombagem é uma lâmpada de flash e o meio ativo é muito diferente da pastilha semicondutora do laser de díodo. A região do infravermelho próximo do espetro eletromagnético, que é invisível, é onde se situa o comprimento de onda de emissão dos modelos dentários que se encontram atualmente no mercado, que é de 1064 nm. Estes aparelhos possuem minúsculas fibras ópticas nuas e flexíveis que podem entrar em contacto com os tecidos, funcionam exclusivamente em modo pulsado de funcionamento livre (os modelos de onda contínua já não são produzidos para a indústria dentária) e têm durações de impulso baixas, na ordem das centenas de microssegundos. A melanina absorve muita energia laser, ao passo que a hemoglobina a absorve menos do que o laser de árgon e transmite-a através da água a uma taxa de cerca de 90%.

O corte e a coagulação de tecidos moles orais, bem como o desbridamento sulcular, são aplicações clínicas frequentes que utilizam as elevadas forças de pico de uma emissão de impulsos de funcionamento livre com tempos de arrefecimento de tecidos comparativamente longos. Além disso, o modo de impulsos de funcionamento livre dá ao médico uma maior margem de manobra no tratamento de tecidos finos ou delicados, limitando a acumulação de calor nas proximidades. O tecido duro dentário absorve marginalmente alguma energia do laser Nd:YAG, mas a estrutura saudável do dente não é afetada na sua maioria, permitindo uma cirurgia segura e precisa dos tecidos moles junto ao dente. É possível vaporizar lesões cariosas superficiais pigmentadas sem danificar o esmalte saudável circundante.[15] Se a fibra ótica de Nd:YAG não for limpa e cortada, a luz laser perderá rapidamente a sua potência. Este comprimento de onda pode penetrar vários milímetros quando utilizado num modo sem contacto e desfocado, o que o torna útil para tratamentos como a hemostase, o tratamento de úlceras aftosas ou a analgesia pulpar.

Hólmio: YAG

A produção do único instrumento dentário a laser de hólmio foi interrompida há vários anos. É fornecido por fibra ótica num modo pulsado de funcionamento livre e tem um cristal sólido de granada de ítrio-alumínio sensibilizada com crómio e dopada com iões de hólmio e túlio. A saída deste laser tem um comprimento de onda de 2100 nm, que também se encontra na região do infravermelho próximo não ionizante do espetro eletromagnético. Com potências de pico elevadas, pode vaporizar tecidos duros e calcificados e é 100 vezes mais solúvel em água do que o Nd:YAG. No entanto, como se trata de um instrumento para tecidos moles, não reage com a hemoglobina ou outras cores dos tecidos. O laser de hólmio tem várias utilizações médicas, incluindo a cirurgia artroscópica da articulação temporomandibular, que é efectuada por rotina na cirurgia oral.[16]

A família Erbium

O érbio tem dois comprimentos de onda diferentes, e estes dois lasers são discutidos em conjunto devido às suas características comuns. Érbio e crómio: O meio ativo Yttrium Scandium Gallium garnet (YSGG) (2780 nm) é um cristal sólido que foi dopado com Érbio e Crómio. Um meio ativo para Erbium:YAG (2940 nm) é um cristal sólido de granada de ítrio-alumínio que foi dopado com érbio. Estes dois comprimentos de onda situam-se perto do início da região do infravermelho médio do espetro, que é invisível e não ionizante. Os instrumentos Er: YAG na América do Norte utilizam um guia de ondas oco ou um feixe de fibras ópticas como mecanismo de emissão, enquanto que o Er,Cr:YSGG utiliza apenas fibras ópticas. A emissão de ambos os comprimentos de onda ocorre num modo pulsado de funcionamento livre. A incapacidade de o comprimento de onda ser facilmente transportado ao longo das moléculas de vidro cria um desafio técnico na construção de um sistema de fibras ópticas, uma vez que o feixe de fibras ópticas é mais dispendioso, suscetível de rutura e menos flexível do que os feixes de árgon, díodo ou Nd: YAG.

Além disso, o diâmetro da fibra é substancialmente maior e, para um bom funcionamento, é necessário um refrigerador de ar. Uma peça de mão e uma minúscula ponta de vidro na extremidade de cada sistema de distribuição focam a energia laser numa dimensão cirúrgica útil de cerca de 0,5 lm. Para operações dentárias, estão disponíveis pulverizações adicionais de ar e água. Estes dois comprimentos de onda têm uma forte afinidade com a hidroxiapatite e têm a absorção máxima de água de qualquer comprimento de onda dentário. A água que está ligada às estruturas cristalinas dos dentes e o radical hidroxilo no cristal de apatite emparelham-se com a energia do laser. O material circundante explode fisicamente em resultado da enorme expansão de volume provocada pela vaporização da água no substrato mineral. Estudos laboratoriais demonstram que, durante a terapia laser, a temperatura pulpar do dente tratado pode diminuir até 5° C. O modo de pulso de funcionamento livre fornece a potência de pico para permitir a expansão explosiva. A preparação do dente e a remoção da cárie são tarefas simples.[17] O aumento do teor de água na cárie dentária permite que o laser se envolva preferencialmente com esse tecido doente, melhorando ainda mais a preservação da estrutura saudável do dente. Ao expô-la à radiação laser, a superfície saudável do esmalte pode ser alterada para promover a adesão do material de restauração. Estes lasers não devem ser utilizados para remover amálgama ou outro metal, de acordo com a indicação atual para a sua utilização.

A vantagem da utilização de lasers de érbio em dentisteria de restauração é a capacidade de tratar uma lesão cariosa perto da gengiva e reconfigurar o tecido mole com as mesmas ferramentas. Além disso, um estudo demonstrou que a utilização destes comprimentos de onda para retrair o tecido para a revelação de implantes é segura porque é transferido pouco calor durante o processo.[18]

CO2

O laser de CO2 é um laser de meio ativo gasoso que utiliza uma corrente de descarga eléctrica para empurrar uma mistura gasosa que inclui moléculas de CO2 através de um tubo selado. A energia luminosa é transmitida através de um guia de ondas tipo tubo oco em modo contínuo ou pulsado e tem um comprimento de onda de 10 600 nm, que se situa no final do espetro invisível não ionizante do infravermelho médio. A água absorve bem este comprimento de onda, perdendo apenas para a família do érbio. Tem uma profundidade de penetração reduzida nos tecidos, o que é útil no tratamento de lesões das mucosas, por exemplo, e pode facilmente cortar e coagular tecidos delicados. Também é útil para vaporizar tecidos fibrosos densos. Também é útil para vaporizar tecido fibroso denso. Ocorre um contacto rápido com os tecidos. Existem numerosos artigos publicados que atestam a eficácia deste comprimento de onda, uma vez que foi um dos primeiros a ser utilizado em procedimentos cirúrgicos gerais.[19]

Uma fibra ótica normal não é capaz de emitir o laser de CO2. Os modelos norte-americanos utilizam uma peça de mão e pontas acessórias juntamente com um guia de ondas oco. A energia laser viaja através do guia de ondas e é focada sem contacto no local da cirurgia. A cirurgia pode ser dificultada pela falta de perceção do toque, mas com uma técnica cuidadosa, a ablação dos tecidos pode ser efectuada com precisão. As lesões de grandes dimensões podem ser tratadas com um movimento simples para a frente e para trás; o processo é rápido porque não é necessário o contacto com os tecidos. Assim, o tratamento de estruturas orais móveis, como a língua e o pavimento da boca, com a abordagem sem contacto é vantajoso. Muitos profissionais médicos aplicam uma ligadura biológica denominada escara à superfície da ferida utilizando um feixe desfocado após a cirurgia. De todos os comprimentos de onda do laser dentário, este absorve a hidroxiapatite a uma taxa cerca de 1000 vezes superior à do érbio. Por conseguinte, é necessário proteger a estrutura dentária perto de um local de cirurgia de tecidos moles do feixe de laser incidente; normalmente, isto é feito através da inserção de um objeto metálico no sulco.

A duração prolongada dos impulsos e as baixas potências de pico dos dispositivos de emissão de ondas contínuas e do sistema de entrega de CO2 restringem a sua utilização em aplicações de tecidos duros, uma vez que podem causar carbonização e fissuração da estrutura dentária. No entanto, estudos recentes utilizando aparelhos experimentais com impulsos incrivelmente breves produziram resultados promissores para a modificação e reforço da superfície do esmalte dentário.[20]

UTILIZAÇÃO DE LASERS EM MEDICINA DENTÁRIA

Laser Wavelengths (nm)	Absorption	Dental Use
Argon (488 nm and 514 nm)	Red pigment/ Camphoroquinone	Soft tissue (excellent haemostatic ability)/ Curing composite/Power bleaching
Diode* (810–830 nm and 980 nm)	Pigment	Soft tissue including periodontal and endodontic procedures (reasonable haemostatic ability)/Power bleaching
Nd:YAG* (1064 nm)	Pigment	Soft tissue including periodontal and endodontic procedures (reasonable haemostatic ability)
Er,Cr:YSGG (2790 nm)	Water	Hard tissue/limited soft tissue procedures (poor haemostatic ability)
Er:YAG (2940 nm)	Water (highest absorption)	Hard Tissue/limited soft tissue procedures (poor haemostatic ability)
Carbon Dioxide (10600 nm)	Water	Soft tissue (excellent haemostatic ability)
* Other wavelengths within this media type are available.		

Comprimentos de onda LASER disponíveis para a medicina dentária, sua utilização e absorção

Aplicações de laser em ortodontia

Diagnóstico	Abordagens de tratamento	Tecnologias avançadas
a) Varrimento laser	a) Gravura	a) Controlo da dor
b) Holografia	b) Ligação	b) Ortodontia acelerada
	c) Condicionamento do esmalte	
	d) Descolamento do	

	suporte	
	e) Soldadura por laser	
	)Pequena intervenção cirúrgica	

LASER DE DIAGNÓSTICO - TRIDIMENSIONAL TRIDIMENSIONAL A LASER

Trata-se de uma técnica de captação de imagens tridimensionais que foi inicialmente descrita por Arridge et al. em (1985)[21] e posteriormente melhorada por Moss et al. em (1989)[22] . Um laser de hélio-néon tipo II de baixa potência é espalhado pelo rosto ou corpo do sujeito e uma câmara de vídeo regista o feixe refletido. Depois disso, os dados são examinados por um software especialmente criado para o efeito e guardados num computador. A imagem pode então ser rodada em qualquer direção e apresentada num ecrã de computador para mostrar todos os detalhes distintos. Atualmente, é possível sobrepor exames sucessivos, o que permite avaliar o crescimento do rosto ao longo do tempo ou os resultados de uma cirurgia facial. No futuro, graças aos avanços tecnológicos nesta área, poderá ser criada uma representação composta dos tecidos moles e duros do doente através da sobreposição de um exame a laser sobre um exame de tecidos duros. Embora necessite de mais trabalho, esta técnica é muito promissora, especialmente para a investigação sobre o crescimento do rosto e os resultados da cirurgia estética.

Os ortodontistas estão a utilizar cada vez mais scanners laser tridimensionais (3D) para criar bases de dados para populações normativas e alterações de crescimento transversais, bem como para avaliar os resultados clínicos de terapias ortognáticas cirúrgicas e não cirúrgicas.

HOLOGRAFIA

Os hologramas podem ser utilizados para captar dados tridimensionais e analisar a tensão em tecidos duros sob diferentes condições de carga. Os hologramas têm sido utilizados para armazenar imagens faciais tridimensionais, embora a sua principal utilização em termos de manutenção de registos seja a substituição de moldes de investigação ortodôntica (Keating et al., 1984)[23]. Foi efectuada uma investigação para determinar a viabilidade desta abordagem por Harradine et al. em (1990)[24]. Os modelos de estudo têm a vantagem de serem precisos e económicos, mas também têm o inconveniente de serem pesados e frágeis. O Dental Practice Board calculou que, aquando da entrega, 50% dos modelos de gesso enviados por correio se estilhaçam. São também dispendiosos de armazenar e transportar, para além de serem incómodos. Os modelos de estudo são um componente vital do ficheiro de um paciente e podem ter de ser mantidos durante algum tempo após a conclusão do tratamento ortodôntico. A União de Defesa Médica e a Sociedade de Proteção Dentária publicaram conjuntamente uma declaração em 1994 que abordava esta questão, afirmando que "como regra geral, é claro que o tempo mínimo possível que os registos devem ser mantidos seria de onze anos, ou sete anos após a maioridade (vinte e cinco anos), o que for mais longo." Os hologramas são incrivelmente duráveis e têm aproximadamente o mesmo tamanho que a radiografia ou as fotografias. Os hologramas de reflexão de luz laser branca podem ser capturados a partir de moldes de estudo utilizando uma câmara especializada (câmara Holocam System 70, Rotherwas, Hereford). Os hologramas criam uma imagem tridimensional, mas não é possível mostrar toda a oclusão numa só imagem. É necessário um mínimo de quatro vistas para cada conjunto de modelos de estudo: uma vista frontal, uma vista vestibular esquerda, uma vista vestibular direita e uma vista oclusal. Estas requerem uma caixa de luz especializada (Holofax viewer, Holofax Limited), que permite a visualização e a medição do holograma. Os hologramas foram geralmente aceites pelos clínicos como um substituto para os moldes de estudo na prática clínica ortodôntica normal, de acordo com a pesquisa de Harradine et al. (1990)[24] . No entanto, houve vários problemas, principalmente porque as pessoas não estavam familiarizadas com o holograma e porque algumas vistas dos dentes estavam desfocadas, o que dificultou a análise da sobremordida e a medição efectiva do overjet.[1]

Análise dos tecidos moles faciais

A análise 3D dos tecidos moles é agora mais crucial no diagnóstico e planeamento do tratamento devido à ênfase atual nos tecidos moles como fator limitante do tratamento e nas ligações dos tecidos moles na determinação dos objectivos do tratamento. A capacidade de detetar alterações nos tecidos moles faciais provocadas pelo crescimento ou pelo tratamento é igualmente crucial. Para efetuar investigação sobre a morfologia facial, os instrumentos de digitalização a laser tornaram-se mais pequenos e mais portáteis graças aos avanços tecnológicos. O procedimento de digitalização demora normalmente alguns segundos e não é intrusivo. Além disso, dependendo da abordagem utilizada, os dados recolhidos são exactos até uma profundidade de cerca de 0,5 mm. Estes dispositivos são úteis porque são simples de utilizar e produzem imagens em 3D. De acordo com os relatórios, os scanners a laser têm uma série de vantagens sobre outras formas de tecnologia de imagem 3D em termos de preço, velocidade e portabilidade.[21]

Modelos digitais

Os clínicos normalmente recolhem modelos de estudo ortodônticos para ajudar no diagnóstico, monitorizar o tratamento e complementar o registo escrito. Além disso, a investigação, a auditoria e o ensino utilizam modelos de estudo. Os ortodontistas têm problemas de armazenamento devido à necessidade de manter os moldes dentários à mão para utilização futura. Os hologramas proporcionam uma forma mais prática e económica de registar e armazenar com precisão esta informação. Estes modelos ortodônticos digitais, baseados em computador, podem ser utilizados para avaliar o tamanho dos dentes, a forma da arcada e as discrepâncias entre as arcadas dentárias. Com o objetivo de analisar o movimento dentário ortodôntico, vários investigadores sobrepuseram moldes dentários em 3D. Tem sido afirmado que a maioria dos parâmetros nos modelos digitais pode ser medida com precisão e que a utilização de modelos digitais tornaria desnecessário o fabrico e armazenamento de moldes dentários. Recentemente, a produção comercial de elevado rendimento resolveu o problema dos custos da digitalização linear a laser. Holografia laser e interferometria de dupla exposição. Uma fonte laser, divisores de feixe, espelhos, expansores de feixe, placas fotográficas/holográficas e suportes de placas constituem normalmente uma unidade holográfica laser.

Para evitar que as vibrações do solo afectem a plataforma, o dispositivo deve ser colocado sobre uma determinada mesa.

Um divisor de feixe divide a saída do laser em duas metades. O expansor de feixe aumenta uma parte, que é então utilizada para iluminar o alvo. O termo "onda objeto" refere-se à onda dispersa do objeto. O expansor do feixe amplia a segunda parte, que pode então ser sobreposta à onda objeto no plano de registo, neste caso a chapa fotográfica. Quando o padrão de interferência é produzido e processado, transforma-se no holograma, que é conhecido como onda de referência. Este holograma contém dados sobre a fase da onda objeto, para além da sua amplitude. A Onda de Reconstrução deve ser utilizada para iluminar o holograma de forma a visualizar a imagem. Esta onda de reconstrução é uma réplica exacta da onda de referência que foi utilizada para criar o holograma. A reconstrução é o procedimento em causa.[25]

A Interferometria Holográfica de Dupla Exposição é uma técnica utilizada para medir deslocamentos e estimar tensões e deformações com várias aplicações na investigação ortodôntica.

Em primeiro lugar, o estado normal do objeto é captado na placa holográfica. Antes do processamento, é fornecida uma exposição diferente na mesma placa de registo que corresponde à localização distorcida do objeto (após a aplicação da carga). Esta placa com duas exposições é processada. Isto resulta em duas imagens após a reconstrução, uma representando a localização original e a outra a posição deformada. Estas duas ondas de imagem reconstruídas interferem, resultando numa imagem franjada com áreas brilhantes e escuras. Podemos determinar o tamanho e a direção do deslocamento do objeto a partir deste padrão de franjas.[25]

Holografia na investigação ortodôntica

A interferometria holográfica foi originalmente aplicada em medicina dentária por Wictorin et al. Criaram uma técnica para examinar a deformação elástica de junções soldadas e descobriram que as soldas defeituosas apresentavam maior deformação.[25]

A holografia foi utilizada numa investigação in vitro por Pryputniewicz et al. O objetivo do estudo era determinar o sistema de forças necessário a aplicar à coroa de um incisivo central superior para induzir vários centros de rotação, como a inclinação lingual, a translação e o movimento radicular. Descobriu-se que o centro de rotação se situava a um terço do caminho entre a crista alveolar e o ápice.[26]

Usando hologramas, Burstone et al. investigaram a quantidade de extrusão de incisivos que ocorreu quando forças extrusivas foram aplicadas a eles. Para examinar a cinética da extrusão dos incisivos, foi utilizado um método baseado na interferometria holográfica a laser pulsado. Quatro pacientes tiveram seus incisivos centrais superiores carregados com forças que atuavam no longo eixo do dente, e os movimentos resultantes foram monitorados de forma não invasiva em três dimensões. Os centros de rotação foram identificados através das translações e rotações dos incisivos. Descobriu-se que os centros de rotação identificados experimentalmente dependiam da geometria da raiz do dente e coincidiam verticalmente com o centroide da raiz.[26]

A resposta a tensões ortopédicas aplicadas ao maxilar humano foi examinada por Kragt et al. Foram calculados oito pontos de deslocação do crânio utilizando holografia. Descobriram que o osso zigomático rodava um pouco transversalmente à medida que a maxila rodava para trás e para baixo. Os ossos zigomático e temporal sofreram distorção como resultado de um aumento da força para 7,25 N por lado.[27]

A análise holográfica foi utilizada por Dermaut et al. para avaliar a mecânica da invasão ortodôntica em um crânio humano macerado. Utilizando a interferometria de speckle laser, foi possível observar como os molares superiores extraídos se movimentavam sob tração extra-oral. Cargas de 700g foram aplicadas perpendicularmente ao longo eixo desses dentes, por meio de um aparelho de cabeça de antena, em vários níveis horizontais. Quando a linha de tração estava levemente oclusal à trifurcação das raízes, houve movimentação do corpo. Assim, foi a este nível que o centro de resistência do molar superior foi experimentalmente identificado.[28]

Utilizando holografia, Vanden Bulcke et al. analisaram crânios humanos secos. Os grupos anteriores do maxilar que foram submetidos a forças invasivas tiveram o seu centro de resistência identificado. Para avaliar a movimentação dos dentes em resposta às forças impostas, foram utilizadas as técnicas de reflexão laser e interferometria holográfica. Um par de incisivos centrais, quatro incisivos e seis dentes anteriores compuseram as unidades analisadas. O centro de resistência (2 mm) foi ligeiramente deslocado para distal, devido à integração dos incisivos laterais no segmento dos incisivos superiores. Mas quando os caninos foram adicionados a essa unidade, o centro de resistência se afastou mais (cerca de 7 mm). A localização do centro de resistência não parece ser afetada pelo aumento da intensidade das forças intrusivas aplicadas às diferentes unidades.[29,30]

Durante a investigação de Vanden Bulcke et al. sobre a dentição de um crânio humano seco, foram detectadas as deslocações iniciais dos dentes utilizando duas técnicas de medição laser - interferometria holográfica e a técnica de reflexão laser. Foi determinado que a inclinação distal dos primeiros molares era a força de reação mais pronunciada causada pelo arco de incursão. Este movimento não era travado pela barra transpalatina que liga os dentes. O método mais bem sucedido foi a estabilização da unidade posterior com uma barra transpalatina, secções vestibulares e um aparelho extrabucal de tração alta.[30]

Utilizando a Holografia de Dupla Exposição, Billiet et al. analisaram as primeiras deslocações num crânio humano macerado e identificaram o centro de resistência do complexo nasomaxilar. A aplicação da força comunicada pelo capacete levou a uma deslocação complicada dos ossos faciais, como mostram os padrões de franjas registados. Quando o vetor de força passava na vizinhança da crista chave, observava-se uma translação pura da maxila e dos dentes superiores. Não se registou qualquer diferença percetível entre o complexo nasomaxilar e o centro de resistência da dentição superior.[31]

Estudos relacionados com o armazenamento holográfico de modelos de estudo

Ryden et al. descreveram uma técnica para comparar a localização dos dentes em moldes dentários em vários estágios. Um laser de gás hélio-neon foi usado para criar hologramas dos moldes. Um molde e um holograma representando vários pontos de tempo foram sobrepostos com o objetivo de avaliar os movimentos dentários, utilizando um estágio x-y ajustável. A sobreposição foi efectuada tendo em conta os detalhes da superfície oclusal. As diferenças entre a imagem do holograma e o molde foram utilizadas para identificar variações posicionais dos incisivos superiores. As películas holográficas dos modelos de estudo foram sugeridas por PJ Keating et al.[23] . Eles forneceram um procedimento de fabrico e relataram algumas medições iniciais. Esta técnica criou uma imagem com uma tridimensionalidade mensurável que pode ser fabricada a um preço muito acessível.[32]

Utilizando hologramas em vez de moldes de estudo durante os cuidados de rotina prestados aos doentes por quatro médicos ao longo de seis meses, Harradine et al. efectuaram uma investigação piloto. Enquanto um médico considerou que os hologramas eram menos úteis do que os moldes, tanto em termos de informação como de conveniência, três outros médicos consideraram-nos superiores.[24]

Um sistema para criar hologramas e medi-los em três dimensões foi relatado por Martensson et al. Quando foram feitas medições tridimensionais de (1) uma imagem holográfica colocada no objeto apropriado e (2) duas imagens holográficas sobrepostas do mesmo objeto, a precisão do sistema foi avaliada. A precisão das coordenadas x e y é elevada e a precisão da coordenada z é aceitável. A precisão do sistema é comparável à das técnicas publicadas anteriormente.[33]

Num estudo realizado por McGuinness et al., foram seleccionados modelos de estudo representando uma variedade de más oclusões a partir dos registos de um departamento clínico de ortodontia. Havia um total de 30 conjuntos. Cada conjunto de modelos foi transformado em quatro hologramas, e os modelos de estudo e os hologramas foram classificados usando o Índice de má oclusão Peer Assessment Rating (PAR). Três dos sete componentes que compõem o índice receberam classificações visivelmente mais baixas dos hologramas, que foram atribuídos.[34]

Romeu demonstrou um método simples, incorporando um revelador automático. Os hologramas criados permitiram o estudo, a sobreposição e o armazenamento de modelos tridimensionais. Para avaliar o sistema, foram comparadas as medições da profundidade maxilar (da rafe palatina média ao canino superior) efectuadas a partir de modelos e dos respectivos hologramas correspondentes. As medições do holograma têm uma precisão entre 0,05 e 0,2 mm. As medições de profundidade do holograma produziram resultados mais elevados do que as medições de profundidade baseadas em modelos. A razão para isto foi o facto de o comprimento de onda dos hologramas ser diferente das fontes de laser.[25]

A holografia oferece uma variedade de utilizações em medicina dentária, incluindo a análise de deformações elásticas em ligações soldadas de ouro, investigações aprofundadas de diferentes estruturas dentárias e a medição de deformações elásticas em dispositivos protéticos. Tem sido utilizado em ortodontia para armazenar moldes dentários, determinar deslocamentos dentários, localizar os centros de rotação dos dentes e realizar estudos sobre a forma como a força afecta a deformação dos crânios humanos. Foi também utilizado para estimar a tensão e o esforço exercido sobre o osso alveolar e o ligamento periodontal após a aplicação de uma força ortodôntica. Os hologramas de moldes dentários podem ajudar a resolver problemas de armazenamento, substituindo os grandes modelos de gesso.[1]

ABORDAGENS DE TRATAMENTO

Terapia laser de alta intensidade

Particularmente nos EUA, os ortodontistas estão a utilizar cada vez mais o HILT. Através de tratamentos cirúrgicos rápidos e indolores, os problemas dos tecidos moles relacionados com a terapia ortodôntica são tratados de forma rápida e eficiente. Para além da menor necessidade de anestésicos locais, a utilização do HILT para a cirurgia oral dos tecidos moles tem outras vantagens, como a melhoria da hemostase, a diminuição da dor pós-operatória e da taxa de infeção, a contração mínima dos tecidos, a pouca ou nenhuma necessidade de suturas, fases cirúrgicas mais curtas, menor trauma, edema e cicatrizes. O laser de díodo desempenha um papel distinto entre as terapias laser de alta intensidade a utilizar em ortodontia devido às suas capacidades de corte superficial, proporcionando operações mais seguras devido à sua penetração superficial e tendo uma menor probabilidade de causar danos na polpa. Para além disso, o equipamento HILT é frequentemente mais acessível e portátil. O seu comprimento de onda situa-se entre 810 e 1.064 nm, e os tecidos pigmentados que contêm colagénio, melanina e hemoglobina absorvem-no. Não têm qualquer efeito sobre os tecidos dentários ou ósseos, desde que sejam seguidos os protocolos especificados, uma vez que têm uma maior afinidade com os tecidos moles. Dependendo da quantidade de energia emitida, o contacto entre o laser e o tecido pode causar coagulação, desnaturação de proteínas, vaporização e carbonização nas áreas afectadas. Este procedimento reduz o risco de infeção, acelera a cicatrização, obstrui os vasos sanguíneos para promover a hemostasia e bloqueia os receptores de dor perto da ferida.[35]

Condicionamento do esmalte para colagem de brackets com laser

A superfície do esmalte deve ser corretamente preparada antes de os acessórios ortodônticos poderem ser colados aos dentes. A técnica mais popular para a preparação do esmalte em Ortodontia, assim como em outras especialidades odontológicas, é o condicionamento ácido-fosfórico. Embora os materiais orgânicos sejam menos afectados, o processo de condicionamento ácido prepara a superfície através da remoção selectiva da estrutura mineral interprismática. A superfície rugosa e microscópica fissurada resultante é excelente para manter as resinas pegajosas no sítio, mas estas estruturas são também mais propensas a desenvolver cáries. O condicionamento ácido destrói e desmineraliza a camada mais externa do esmalte, que serve como barreira do dente contra o ataque ácido a longo prazo. Isto é especialmente verdade quando os monómeros de resina não conseguem preencher completamente a área desmineralizada devido à contaminação por saliva ou bolhas de ar. A prevenção da desmineralização do esmalte é crucial em ortodontia, uma vez que as lesões de manchas brancas são extremamente comuns em pacientes ortodônticos. Têm sido feitos muitos estudos para desenvolver uma técnica de condicionamento diferente para ultrapassar a desvantagem fundamental do condicionamento com ácido fosfórico, que é o potencial de descalcificação. Para abrandar a taxa de perda de esmalte durante o condicionamento, vários investigadores estudaram o condicionamento do esmalte com ácido poliacrílico (Maijer e Smith, 1979)[36] ou o pré-tratamento da superfície do esmalte com jato de areia de óxido de alumínio. Mas estas técnicas não conseguiram obter uma força de ligação suficiente para suportar as tensões intra-orais. O condicionamento ácido do esmalte deu lugar ao condicionamento a laser como substituto. Sem vibração ou calor envolvidos e sem dor, o condicionamento a laser é um procedimento indolor que é, portanto, muito atrativo para a aplicação terapêutica de rotina (Ozer et al. 2008).[37]

Para além de ser resistente aos ácidos, a irradiação laser produz uma superfície.

Ao alterar o rácio cálcio-fosfato e ao provocar a criação de compostos mais estáveis e resistentes aos ácidos, a irradiação a laser do esmalte reduz a sua sensibilidade ao ataque de cáries (Klein et al. 2005).[38] Pode poupar-se tempo utilizando o condicionamento a laser em vez de pulverização de água e secagem ao ar (Lee et al. 2003).[39] Numa perspetiva clínica, a redução do tempo de cadeira aumenta a adesão, uma vez que diminui a possibilidade de contaminação salivar. Com o objetivo de condicionar o esmalte para a colagem de brackets, uma variedade de lasers, incluindo CO2, Er:YAG, Nd:YAG, e Er,Cr:YSGG, têm sido utilizados em ortodontia. A utilidade do laser Er:YAG no condicionamento da superfície do esmalte para o tratamento ortodôntico foi examinada por Lee et al. (2003), que chegaram à conclusão de que a ablação com laser Er:YAG pode ser usada como uma alternativa ao tradicional condicionamento ácido.

De acordo com Fuhrmann et al. (2001)[40] , os lasers dentários de CO2 e Nd:YAG podem condicionar o esmalte e criar ligações com resistência à tração que são suficientes para a ligação de brackets. Afirmaram que o laser de Nd:YAG produz estruturas em favo de mel que são geograficamente comparáveis a amostras de esmalte do processo de ataque ácido, enquanto o laser de CO2 produz crateras de tamanhos variados. A utilidade do laser de Er:YAG no condicionamento da superfície do esmalte para tratamento ortodôntico foi examinada por Lee et al. (2003), que chegaram à conclusão de que a ablação por laser de Er:YAG pode ser utilizada como alternativa ao condicionamento ácido tradicional. De acordo com Fuhrmann et al. (2001), os lasers dentários de CO2 e Nd:YAG podem condicionar o esmalte e criar ligações com resistência à tração suficiente para a colagem de brackets. Afirmaram que o laser Nd:YAG produz estruturas em favo de mel que são geograficamente comparáveis às amostras de esmalte do processo de condicionamento ácido, enquanto que o laser de CO2 produz crateras de tamanhos variados.[41]

Colagem de porcelana

Por vezes, é necessário ligar os acessórios ortodônticos às superfícies de porcelana; esta situação é mais frequente em doentes adultos. Os brackets ortodônticos não podem ser colados às superfícies de porcelana com força suficiente utilizando o tradicional condicionamento ácido. Está provado que a aplicação de ácido fluorídrico a 9,6% durante dois minutos resulta nas modificações de superfície necessárias para a colagem ortodôntica. 2005, Zachrisson e Buyukyilmaz.[42] Entretanto, se não houver um isolamento adequado da região operatória, o uso do ácido fluorídrico pode causar danos aos dentes e tecidos moles adjacentes. Ao utilizar o ácido fluorídrico para o condicionamento, é importante cobrir os dentes e tecidos moles próximos com creme, limpar o condicionamento com um rolo de algodão e, em seguida, enxaguar a região com sucção de alto volume. Vários métodos substitutos, como o uso de géis de fluoreto de fosfato acidulado (APF) ou o condicionamento a laser, foram sugeridos para substituir o uso do gel de ácido fluorídrico na colagem de superfícies de porcelana.[43]

Ao combinar o ácido HF com um laser Er:YAG de 250mJ e 20Hz para gravar superfícies de porcelana, Xu et al. (2018) descobriram que a força de ligação e a taxa de fratura da porcelana podiam ser reduzidas ao utilizar as superfícies para ligar brackets ortodônticos. Apenas a utilização do ácido HF ou do laser Er:YAG não proporcionou uma ligação suficientemente forte dos brackets. Para a colagem de brackets ortodônticos, pode ser utilizada uma estratégia combinada utilizando um laser Er:YAG de 250mJ, 20Hz e ácido HF, e a taxa de fratura da porcelana é reduzida. Ao remover os brackets da restauração de porcelana, podem ser utilizadas pressões de tração para evitar fracturas na superfície da porcelana.[44]

Descobriu-se, também, que um laser de CO2 de 2W, operando no modo super pulso, era adequado para colar braquetes ortodônticos em superfícies de porcelana deglazeada. De acordo com Akova et al. (2005)[45] , a retenção micromecânica é um fator na maior resistência de união observada no grupo tratado com laser. Em comparação com as técnicas convencionais, Poosti et al. (2011)[43] avaliaram a resistência de união ao cisalhamento de braquetes ortodônticos metálicos à porcelana após condicionamento com lasers Er:YAG (2-W por 10 s e 3-W por 10 s) e Nd:YAG (0,8-W por 10 s). Os resultados mostraram que o laser de Nd:YAG era um substituto adequado para o ácido fluorídrico, mas o laser de Er:YAG com a potência e duração especificadas não era.[43]

Cura por laser de materiais fotopolimerizados

Muitos cimentos ortodônticos, tais como as resinas adesivas fotopolimerizadas e alguns produtos de ionómero de vidro, requerem a introdução de luz visível para iniciar a reação de polimerização. A maioria dos adesivos dentários contém canforoquinona, um foto-iniciador que atinge o pico de 468 nm e se ativa em comprimentos de onda entre 460 e 480 nm (área azul do espetro de luz visível). Está provado que, para uma camada de resina composta com 2 mm de espessura curar de forma óptima, a intensidade da luz deve ser de, pelo menos, 300 mW/cm2. Existem várias formas de polimerizar os cimentos ortodônticos.[46]

Lâmpadas convencionais e rápidas de quartzo-tungsténio-halogénio (QTH)

Nas lâmpadas de halogéneo, um filamento de quartzo-halogéneo ou de tungsténio-halogéneo é aquecido a altas temperaturas através da eletricidade. O filamento começa então a brilhar e a emitir luz. Apenas 1% da energia eléctrica de uma lâmpada de halogéneo é utilizada para produzir luz; o restante é convertido em calor, o que, com o tempo, provoca a deterioração dos componentes da lâmpada. Os dispositivos de halogéneo têm uma duração de vida inferior a 100 horas e são extremamente susceptíveis a vibrações e choques. Os dispositivos de halogéneo produzem uma vasta gama de comprimentos de onda, incluindo luz ultravioleta e visível, o que torna necessário o uso de filtros especializados para isolar a luz azul para emissão. As lâmpadas de halogéneo podem fornecer luz com uma intensidade que varia entre 400 mW/cm2 e 800 mW/cm2.[47] Nas lâmpadas de halogéneo, um filamento de quartzo-halogéneo ou de tungsténio-halogéneo é aquecido a altas temperaturas por meio de eletricidade. O filamento começa então a brilhar e a emitir luz. Apenas 1% da energia eléctrica de uma lâmpada de halogéneo é utilizada para produzir luz; o restante é convertido em calor, o que, com o tempo, provoca a deterioração dos componentes da lâmpada. Os dispositivos de halogéneo têm uma duração de vida inferior a 100 horas e são extremamente susceptíveis a vibrações e choques. Os dispositivos de halogéneo produzem uma vasta gama de comprimentos de onda, incluindo luz ultravioleta e visível, o que torna necessário o uso de filtros especializados para isolar a luz azul para emissão. As lâmpadas de halogéneo podem fornecer luz com uma intensidade que varia entre 400 mW/cm2 e 800 mW/cm2.

No entanto, as restrições técnicas em matéria de filtragem e os problemas térmicos impedem novos avanços nos dispositivos de halogéneo.[46]

Díodos emissores de luz (LEDs)

A tecnologia de díodos emissores de luz (LED) de estado sólido foi introduzida pela Mills em 1999 para resolver os inconvenientes das lâmpadas de halogéneo na polimerização de polímeros fotopolimerizados. A luz é produzida quando uma corrente eléctrica flui através de junções de semicondutores com uma perda de energia insignificante sob a forma de calor. Os LEDs têm uma vida útil de mais de 10.000 horas e apresentam pouca deterioração da potência de saída ao longo do tempo. Não necessitam de filtros para emitir luz azul, necessitam de menos eletricidade para funcionar, são portáteis, sem fios e resistentes a vibrações e choques. Quando se utilizam dispositivos LED para polimerizar cimentos ortodônticos, aconselha-se um período de cura de 20 a 40 segundos.[48]

Unidades de arco de plasma

Com o objetivo de proporcionar uma cura de alta intensidade de materiais adesivos em medicina dentária, foram desenvolvidas lâmpadas de arco de plasma de xénon. Foram utilizados um ânodo e um cátodo no dispositivo, que estava alojado num tubo de quartzo preenchido com gás xénon. O xénon torna-se plasma-ionizado quando uma corrente de electrões é conduzida através dele, produzindo uma luz branca brilhante que precisa de ser filtrada para fornecer comprimentos de onda azuis. No entanto, em comparação com as lâmpadas de halogéneo, as bandas de frequência geradas pelas unidades de arco de plasma são significativamente mais pequenas, necessitando de menos filtragem. O processo de geração de luz de plasma requer alta tensão e muito calor. Os tubos de descarga de plasma têm uma vida útil de várias centenas de horas. Uma vez que a intensidade da luz varia entre 1400 e 2400 mW/cm2, a polimerização dos cimentos demora menos tempo. A maioria dos adesivos dentários pode ser polimerizada em 1 a 3 segundos de irradiação de arco de plasma, de acordo com as afirmações do fabricante. Para obter forças de ligação comparáveis às das lâmpadas de halogéneo tradicionais, parece que a irradiação de plasma deve durar pelo menos 4 a 10 segundos.[49]

Laser de árgon

Devido a uma boa correspondência entre um dos picos de emissão do laser de árgon (488 nm) e o pico de absorção do fotoiniciador, a canforoquinona (CQ), em materiais de restauração dentária fotopolimerizáveis, o laser de árgon é promissor para a polimerização de materiais de restauração dentária. De acordo com um estudo, o laser de árgon pode polimerizar uma cola ortodôntica fotopolimerizada 4 vezes mais rapidamente do que uma luz de polimerização convencional, mantendo ou mesmo aumentando a força de ligação e causando menos danos no esmalte durante a descolagem. Além disso, os aumentos de temperatura da câmara pulpar in-vitro causados pelas unidades de laser nas durações recomendadas de polimerização foram muito menores do que os causados pela luz de polimerização tradicional (Powell et al. 1999)[50] . Por conseguinte, se o laser de árgon for utilizado com a energia especificada, não deverá haver um risco térmico significativo para a polpa. A fim de encontrar a potência ideal e a duração do ciclo de polimerização para polimerizar quatro resinas compostas disponíveis no mercado com um laser de árgon, Kelsey et al. (1989) realizaram uma investigação laboratorial meticulosamente controlada. A Prisma APH foi polimerizada a 310 mW durante 7 segundos, a Herculite a 160 mW durante 12 segundos, a P-50 a 525 mW durante 13 segundos e a Silux Plus a 270 mW durante 13 segundos. Estes tempos de polimerização resultaram na polimerização mais eficiente da resina. De acordo com as conclusões dos autores, a potência exacta do laser e os parâmetros de duração da exposição parecem depender do material, com mais variações nas definições de potência do que na exposição. Mas parece que a configuração da potência tem um impacto significativo nos valores de resistência da ligação.[51]

A resistência ao cisalhamento de compósitos adesivos para braquetes ortodônticos de aço inoxidável foi avaliada por Elvebak et al. em (2006)[52] . Os braquetes de aço inoxidável APC foram colados usando um laser de argônio em quatro configurações de potência distintas (100, 150, 200 e 250 mW) e quatro períodos de exposição diferentes (5, 10, 15 e 20 segundos). Os seus resultados demonstraram que, em relação ao período de exposição, a localização da falha de ligação não diferiu consideravelmente. Relativamente à potência da luz, a posição da falha da ligação foi dramaticamente diferente.

Chegaram à conclusão de que a resistência ao cisalhamento produzida por curtos intervalos de exposição e configurações de baixa potência é comparável àquela produzida por tempos de exposição mais longos e configurações de potência mais altas. Até à data, foi publicada pouca informação sobre a eficácia clínica do laser de árgon na colagem de brackets ortodônticos. A colagem de braquetes ortodônticos aos dentes foi recentemente avaliada por Kim et al. (2010)[53] usando um laser de estado sólido bombeado por diodo (DPSS) com um comprimento de onda de 473 nm. Devido ao comprimento de onda de emissão comparável, prevê-se que este laser recentemente construído apresente características semelhantes às do laser de árgon. Além disso, este laser DPSS tem aplicações potenciais em medicina dentária, em vez do laser de árgon, porque é mais pequeno e significativamente mais barato. Concluíram que a polimerização com laser DPSS encurtará o tempo de cadeira, uma vez que o valor da resistência de união ao cisalhamento dos grupos tratados com laser DPSS foi comparável ao do grupo de controlo (luz QTH). No entanto, é necessária investigação futura para fundamentar esta afirmação.[53]

Aumentar a resistência ácida do esmalte para evitar a formação de lesões de manchas brancas.

A incidência de desmineralização do esmalte próximo aos aparelhos ortodônticos é um dos problemas mais significativos durante o tratamento ortodôntico. Os aparelhos ortodônticos fixos dificultam a escovação dos dentes e favorecem a adesão de partículas de alimentos, o que aumenta a quantidade de placa bacteriana nas proximidades dos acessórios ortodônticos. Os ácidos orgânicos criados pelas bactérias orais dissolvem os iões de cálcio e fósforo da superfície do esmalte, dando origem às primeiras lesões, ou manchas brancas, indicativas de desmineralização. Os dentes anteriores superiores, bem como os pré-molares superiores e inferiores, são mais frequentemente afectados por estas lesões. Os pacientes ortodônticos apresentaram uma frequência consideravelmente maior de lesões de manchas brancas do que os controlos não tratados. As lesões de manchas brancas podem ser visíveis sob bandas ortodônticas não colocadas logo a partir das 4 semanas, indicando um rápido processo de desmineralização em torno dos acessórios ortodônticos. O desenvolvimento de manchas brancas é visto como um problema importante em pacientes ortodônticos, porque prejudica os resultados cosméticos do tratamento e pode pôr em perigo a saúde do dente, desenvolvendo-se numa cavidade de cárie. Por conseguinte, é crucial que os doentes ortodônticos previnam o desenvolvimento de cáries, especialmente se tiverem uma higiene oral deficiente. Têm sido feitas inúmeras iniciativas para descobrir como diminuir a frequência da desmineralização em pacientes ortodônticos. Em vários ensaios (Ogaard et al., 1988b)[54] , os colutórios com flúor demonstraram ser eficazes na redução da ocorrência de lesões de manchas brancas em pacientes submetidos a terapia ortodôntica. A utilização de cimentos de ionómero de vidro convencionais ou modificados por resina, ou de resinas compostas com libertação de flúor, para colar os acessórios ortodônticos, é outra forma de prevenir a desmineralização, mas alguns estudos verificaram que a resistência de união destes adesivos é inferior à das resinas compostas comuns. Os medicamentos à base de fosfato de cálcio amorfo (ACP) têm sido vistos recentemente como tratamentos viáveis para tratar lesões de manchas brancas em pacientes ortodônticos, bem como para aumentar a resistência do esmalte à descalcificação.

De acordo com Rose (2000)[55] , o agente fosfopeptídeo de caseína-fosfato de cálcio amorfo (CPP-ACP) interage com a placa dentária de forma eficiente, criando um enorme reservatório de cálcio facilmente acessível para prevenir a desmineralização e ajudar na remineralização[55] . A desmineralização do esmalte continua a ser motivo de grande preocupação para ortodontistas e pacientes, apesar dos avanços nos materiais e tratamentos preventivos. Encontrar métodos profilácticos inovadores para parar a desmineralização pode, portanto, ser um passo significativo para ter dentes bonitos e saudáveis após o tratamento. A melhoria da resistência do esmalte à agressão ácida foi originalmente registada em 1972 por Sognnaes e Stern, que foram os primeiros a documentar o efeito. Com o objetivo de apoiar as descobertas anteriores de Sognnaes e Stern, Yamamoto e Sato (1980)[57] inseriram pequenos pedaços de esmalte gravado a laser em vários componentes de próteses humanas. Três meses mais tarde, a parte do esmalte que não tinha sido apagada apresentava lesões brancas calcárias, enquanto a área apagada não apresentava qualquer alteração aparente discernível. Depois disto, vários estudos mostraram que a utilização de diferentes lasers para tratar o esmalte pode abrandar o processo de desmineralização subsuperficial. Os métodos pelos quais a irradiação laser aumenta a resistência do esmalte são objeto de numerosas teorias.

Estas hipóteses abrangem tudo, desde alterações na matriz orgânica do esmalte até à fusão da superfície, fusão parcial e recristalização de prismas de esmalte. Além disso, vários estudos demonstraram que a combinação do tratamento com flúor com irradiação laser pode ter um impacto sinérgico na resistência ácida (Moslemi et al. 2009).[58]

Descolamento do suporte

Com o objetivo de satisfazer as expectativas dos pacientes ortodônticos relativamente a aparelhos esteticamente mais agradáveis e indetectáveis, foram lançados, em meados da década de 1980, brackets cerâmicos. No entanto, os materiais cerâmicos têm várias falhas inerentes que dificultam a sua aplicação em aplicações ortodônticas. A cerâmica tem uma baixa resistência à fratura, o que pode resultar na fratura parcial ou total do bracket após a sua remoção. Isso impede que o mesmo braquete seja usado novamente na posição corrigida e pode levar a lesões oculares, ingestão ou aspiração de pedaços do braquete. Além disso, a remoção do fragmento do bracket do dente pode exigir a utilização de uma broca de diamante, o que é demorado e arriscado para a superfície do esmalte e para a polpa. A elevada frequência de danos no esmalte durante a descolagem é outro problema na aplicação clínica de brackets cerâmicos. Para além de reduzir a estética do dente e necessitar de procedimentos de restauração potencialmente dispendiosos, a degradação do esmalte pode comprometer a integridade estrutural do dente, aumentando a possibilidade de uma eventual fratura do dente. A superfície do esmalte irá fissurar se a força necessária para remover os brackets for superior à força de coesão do esmalte.[59]

Quando os dentes foram mobilizados pela terapia ortodôntica, as forças podem ser suficientes para fraturar o esmalte e causar extremo desconforto nos pacientes.(1993)[60] Tocchio et al. Tradicionalmente, alicates especiais têm sido utilizados para aplicar uma força suficientemente alta para fraturar a ligação, a fim de descolar braquetes de cerâmica. No entanto, os braquetes cerâmicos são frágeis e difíceis de remover com um alicate. Devido à forte força de ligação e à fraca resistência à fratura da cerâmica, os danos no esmalte e a fratura do bracket têm sido registados frequentemente com a descolagem convencional de brackets cerâmicos. Foram sugeridas técnicas alternativas, como a utilização de dispositivos electrotérmicos e ultra-sónicos, para enfraquecer a ligação imediatamente antes da descolagem. Os brackets podem ser removidos com muito menos força quando se utiliza a abordagem electrotérmica, uma vez que a resina adesiva é amolecida acima da temperatura crítica (cerca de 150 a 200 oC) (Strobl e outros, 1992)[61] . A principal falha das ferramentas que utilizam um elemento de calor elétrico como fonte de calor é a falta de um controlo quantitativo sobre a quantidade de energia térmica fornecida ao bracket cerâmico, o que pode causar o sobreaquecimento do dente durante a remoção do bracket.[61]

De acordo com várias investigações, a utilização de dispositivos electrotérmicos para separar os brackets de cerâmica dos dentes causava danos na polpa, pelo que os ortodontistas evitavam utilizar estas técnicas. Os lasers têm sido utilizados experimentalmente para descolar brackets de cerâmica desde o início da década de 1990. A utilização de lasers em vez das técnicas tradicionais de remoção de brackets cerâmicos minimiza os problemas, incluindo rasgões no esmalte, falhas nos brackets e dor. As vantagens dos lasers também incluem uma redução no tempo de operação e na força de descolagem (Rickabaugh et al. 1996)[62] . A maioria das pesquisas anteriores favoreceu a descolagem com lasers de dióxido de carbono, cujo comprimento de onda é mais facilmente absorvido pelos braquetes de cerâmica. A remoção de braquetes de alumina policristalina e monocristalina usando lasers de dióxido de carbono e YAG foi estudada por Strobl et al. em (1992)[61] . As suas descobertas demonstraram que o amolecimento térmico da resina com um laser reduziu grandemente a força de descolagem. Também foi determinado que o laser Nd:YAG poderia potencialmente causar dor ou danos à estrutura dentária, porque 69-75% da luz incidente atingia a superfície do esmalte. Um laser de dióxido de carbono foi utilizado por Mimura et al. (1995)[63] para examinar as variações nos mecanismos de descolagem assistida por laser entre 2 adesivos. Aplicaram a força e o laser simultaneamente, em contraste com experiências anteriores. Chegaram à conclusão de que nos grupos Bis-GMA, os adesivos focados a laser tendiam a soltar-se com os brackets, enquanto que nos grupos MMA, os adesivos tendiam a permanecer na superfície do dente.

Para posicionar com precisão o feixe de laser de dióxido de carbono no suporte cerâmico, Rickabaugh et al. (1996)[64] utilizaram alicates de descolagem modificados e lasers de dióxido de carbono. Os seus resultados demonstraram diferenças significativas nas forças de descolagem por tração entre os grupos de controlo e de estudo, o que é consistente com investigações anteriores. Assim que a temperatura de amolecimento do adesivo foi atingida, acrescentaram, o bracket podia ser retirado do dente com um alicate, e o alicate de descolagem que o retinha diminuía o risco de o deixar cair sobre o paciente.[64] Além disso, a energia térmica contida no braquete não era transferida para o dente quando ele era retirado rapidamente. De acordo com Iijima et al. (2010)[64] , a irradiação com laser de CO2 não teve efeito sobre os atributos mecânicos do esmalte dentário, como dureza e módulo de elasticidade. Demonstraram a superioridade de um laser de CO2 Super pulso em relação a um contínuo. Em comparação com o laser de impulsos padrão, o aumento da temperatura intrapulpar foi reduzido à medida que os níveis de potência do laser de CO2 de super impulsos foram reduzidos. Os pesquisadores chegaram à conclusão de que não houve danos à polpa quando da descolagem com o laser de CO2 superpulso. Tocchio et al. (1993)[60] utilizaram uma tensão induzida externamente de zero ou um para descolar dois tipos de braquetes cerâmicos, utilizando luz laser Nd:YAG com comprimentos de onda de 248, 308 e 1060 nm, com densidades de potência entre 3 e 33W por centímetro quadrado.

Não houve relatos de danos no esmalte ou no bracket devido à descolagem a laser. Os investigadores descobriram que a energia do laser pode enfraquecer a cola pegajosa através de ablação térmica, amolecimento térmico ou fotoablação. Esta ação resulta na vaporização da resina e na sua rápida expansão térmica ou queima, o que resulta numa pequena explosão. A força de descolagem é fornecida pela pressão da explosão. O maior aumento de temperatura causado pelo lasing foi de 5,1°C, e o aumento de temperatura intrapulpar foi incrivelmente pequeno.[60]

Uma vez que o laser Er:YAG tem um efeito térmico mais baixo do que o laser Nd:YAG ou CO2, Oztoprak et al. (2010) preferiram-no. Afirmaram que o laser Er:YAG consegue reduzir a resistência ao cisalhamento dos brackets ortodônticos de cerâmica policristalina de valores elevados para níveis que permitem a sua remoção segura dos dentes. Estes investigadores criaram uma nova técnica para remover os brackets cerâmicos das ligações, examinando cuidadosamente as superfícies dos brackets durante nove segundos.[65]

Ahrari et al. (2011)[66] relataram a utilização de um laser de CO2 ultra-pulso (188 W, 400 Hz) para a descolagem de brackets cerâmicos retidos química e mecanicamente. Descobriram que este método produziu pontuações ARI mais desejáveis e reduziu o risco de danos no esmalte e fratura do bracket. No entanto, é necessário selecionar o comprimento de onda do laser e o modo de funcionamento correctos (pulsado contínuo ou modulado) para evitar riscos térmicos para a polpa ou o esmalte.[66]

Soldadura a laser

A soldadura a laser é outra técnica utilizada para combinar armações metálicas. Atualmente, a maioria dos aparelhos ortodônticos é criada através da fusão de várias partes discretas. No entanto, para obter os melhores resultados de tratamento, continua a ser uma prática frequente criar ou reparar aparelhos ortodônticos no consultório, utilizando fios ou outros acessórios para realizar o equipamento ortodôntico. A fusão pode ser realizada em ortodontia, tal como noutras áreas da medicina dentária, através de soldadura, brasagem ou soldadura. O laser Nd:YAG é utilizado principalmente para fundir ligas dentárias (Yamagishi et al., 1993).[67]

Quando a luz laser é focada numa pequena área durante a soldadura a laser, aplica rápida e intensamente uma elevada energia à área. Uma vez que a maior parte do aquecimento se concentra no local onde é aplicado, não são causados danos na área circundante. O'Brien (2007) De acordo com vários estudos, a soldadura a laser produziu juntas com maior resistência mecânica do que a soldadura convencional. (2010)[68] Fornaini et al. As ligas de titânio são frequentemente utilizadas em medicina dentária para estruturas de próteses parciais, coroas, pontes e fios ortodônticos. Estas são difíceis de soldar utilizando as técnicas normais de soldadura com maçarico ou forno. Isto deve-se ao facto de a camada de óxido de titânio engrossar a temperaturas de soldadura e de, a temperaturas mais elevadas, poder potencialmente descolar-se da superfície metálica. Uma vez que tem um menor impacto térmico nas peças a serem unidas, preserva o excelente potencial de biocompatibilidade do titânio puro e reduz o risco de corrosão galvânica, a soldadura a laser é um método preferido para unir eficazmente componentes feitos de titânio puro (Shinoda, 1991)[69] .

Os fibroblastos gengivais humanos foram colocados na proximidade de juntas soldadas convencionalmente e de juntas soldadas a laser durante 16 dias. Solmi et al. (2004)[70] examinaram a aderência e a proliferação destas células. Em todas as fases experimentais, houve variações perceptíveis no número de fibroblastos sobreviventes. Nos substratos soldados a laser e de controlo, os fibroblastos apresentaram padrões comparáveis. Em contraste, os fibroblastos nunca exibiram quaisquer sinais de adaptação no substrato das amostras soldadas durante o curso da experiência. Estes resultados demonstram a maior biocompatibilidade da soldadura a laser do que a brasagem. Sestini et al. (2006)[71] testaram as respostas dos osteoblastos, fibroblastos e queratinócitos e descobriram que, enquanto a solda de prata tradicional era perigosa para a diferenciação dos osteoblastos, a sobrevivência dos fibroblastos e o crescimento dos queratinócitos, a soldadura a laser e a resistência eléctrica eram bem toleradas por estas células. Não existe consenso quanto à forma como a soldadura ou a brasagem afectam a resistência à tração. O comprimento de onda, a potência de pico do impulso, a energia do impulso, a energia de saída, a duração do impulso, a frequência do impulso, a largura do ponto da máquina de soldadura a laser e o tipo de metal utilizado foram todos mencionados como factores que afectam a resistência mecânica das juntas soldadas. [67]

Uma pequena modificação na composição química das ligas à base de Ni resultou em uma variação significativa na soldabilidade na investigação de Bertrand et al. (2004). Utilizando ligas não preciosas, Rocha et al. (2006) compararam a soldadura a laser e a soldadura TIG. Como os cilindros soldados usados apresentaram maior resistência à flexão do que os cilindros não soldados, a soldadura TIG aumentou a resistência à flexão do Ti, Co-Cr e Ni-Cr. O Co-Cr soldado por TIG e o Co-Cr não soldado apresentaram as maiores médias. Em contraste, apenas 17,5% da resistência à flexão da liga de Co-Cr foi alcançada pela soldadura a laser. Zupancic et al. (2006) demonstraram diferenças substanciais entre a brasagem e a soldadura a laser quando combinaram espécimes feitos da liga de Co-Cr. Estes autores levantaram a hipótese de que a fraqueza relativa da soldadura a laser pode ser devida à profundidade de penetração limitada, ao sobreaquecimento periférico, às porosidades e à concentração de carbono da liga.[72]

De acordo com Krishnan e Kumar (2004), os valores de resistência à tração variaram visivelmente entre os três materiais de liga de arcos ortodônticos testados: aço inoxidável, beta titânio e timolium. Apesar de não terem sido feitas comparações entre os fios originais nessa investigação, era razoável prever que os espécimes soldados a laser apresentassem resistências à tração muito menores do que os metais puros. De acordo com Bock et al. (2008)[72] , mesmo pequenos ajustes nos parâmetros de soldagem a laser tiveram um grande impacto sobre as características mecânicas dos fios ortodônticos. Embora a soldagem a laser seja uma alternativa livre de solda para aplicações ortodônticas, mais pesquisas são necessárias para identificar os parâmetros ideais.[72]

Pequenas intervenções cirúrgicas

Pequena cirurgia a laser

Em comparação com a cirurgia tradicional com bisturi, a cirurgia a laser tem muitas vantagens. Ao remover tecidos moles, um laser é mais preciso do que um bisturi. O laser mantém um campo cirúrgico limpo e esterilizado durante a ablação, coagulando os vasos sanguíneos, selando os linfáticos e esterilizando a ferida. São utilizados lasers para tecidos moles, o que reduz a duração do procedimento e acelera o processo de cicatrização posterior. Normalmente, durante a cirurgia a laser, é utilizado apenas anestésico tópico, o que é vantajoso numa clínica ortodôntica aberta (Sarver 2006)[73] . Há uma redução significativa do sangramento, pouco ou nenhum edema, e não há necessidade de pontos desconfortáveis ou curativos periodontais feios (especialmente no que diz respeito à cirurgia frenal). Em comparação com os pacientes que foram submetidos à cirurgia tradicional com bisturi, os pacientes no pós-operatório referem menos dor, menos dificuldades funcionais (falar e mastigar) e uma menor necessidade de analgésicos.

O principal inconveniente da cirurgia a laser é o seu custo elevado. Alguns profissionais médicos referiram a dessecação dos tecidos e a cicatrização deficiente das feridas com a utilização de um bisturi (isto pode ser especialmente verdade com lasers de tecidos moles sem contacto, como o laser de Erbium)[74,75] .

A ablação térmica, ou a rápida absorção, fusão e vaporização do tecido, é a forma como os lasers cortam. Essencialmente, a energia da luz concentrada é absorvida pelas células do tecido alvo, provocando um rápido aumento da temperatura e uma micro-explosão conhecida como fragmentação. Os lasers cirúrgicos apresentam normalmente três zonas: uma zona estimulante, uma zona de vaporização, coagulação e desnaturação de proteínas, e uma zona central de carbonização. Este pode ser um dos factores por detrás das capacidades superiores de cura da cirurgia a laser em relação à cirurgia convencional com faca. Os níveis iniciais de infecções periodontais são significativamente reduzidos pela curetagem a laser, resultando numa hemostase adequada.[76]

Aumentos gengivais, hiperplasia gengival e remodelação da forma e dos contornos gengivais

Para assegurar a melhor exposição possível dos dentes, pode ocasionalmente ser necessário remover tecido gengival excessivo. Por exemplo, a erupção passiva alterada ou a invasão gengival, que faz com que os dentes pareçam curtos, pode ser responsável pela exposição inadequada dos dentes num sorriso de um paciente adolescente. Nestas circunstâncias, a gengivectomia pode oferecer uma exposição dentária suficiente e proporções dentárias adequadas. Durante o tratamento ortodôntico, a hiperplasia gengival é frequentemente observada, especialmente em indivíduos que praticam uma higiene oral deficiente. A menos que o tecido gengival ou o seu aumento impeça o movimento dos dentes, é preferível esperar até ao final do tratamento ortodôntico para tratar a hiperplasia gengival. Se isso acontecer, o excesso de gengiva terá de ser removido cirurgicamente como parte do tratamento. Para garantir os melhores resultados do tratamento no final da terapia ortodôntica, os ortodontistas devem também ter em conta a forma e o contorno gengival dos dentes e efetuar as modificações necessárias. Com um laser de díodo, a forma e o contorno gengival podem ser facilmente recontornados no consultório do ortodontista. A gengivectomia a laser tem vantagens, incluindo a redução da dor e do inchaço pós-operatórios. Com a ajuda da luz laser, a hiperplasia gengival também pode ser facilmente corrigida.[74,75,76]

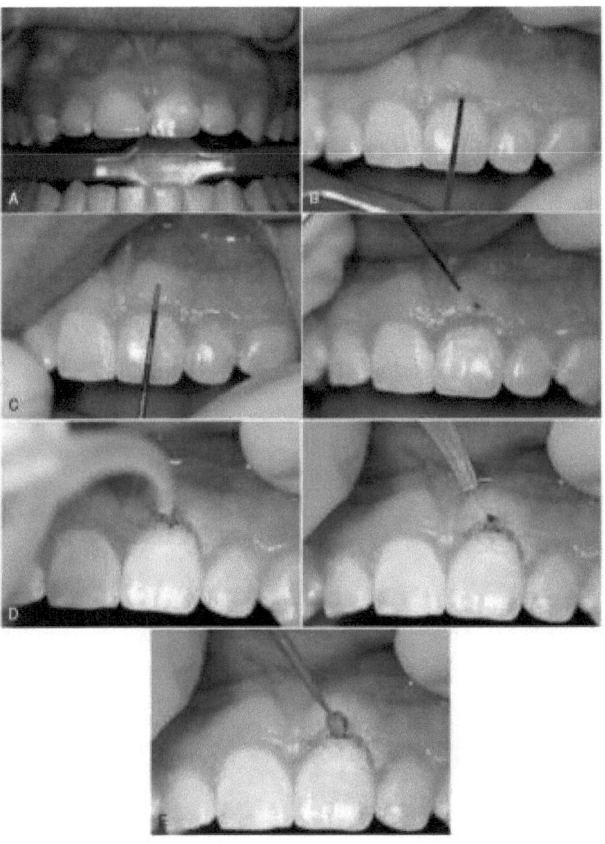

Remodelação gengival com LASER

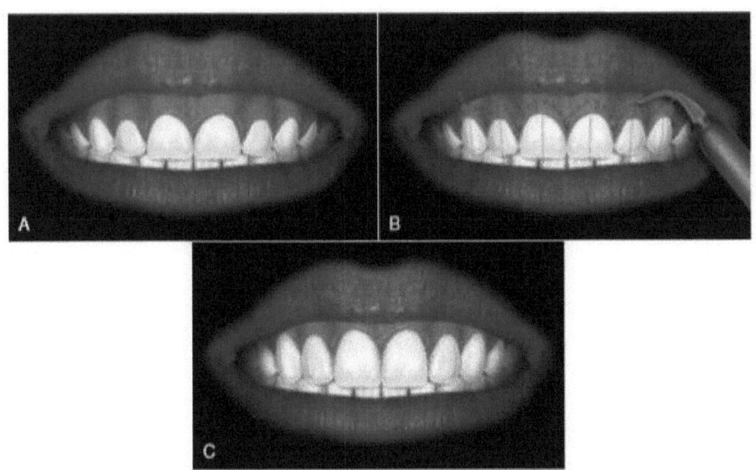

Procedimento de alongamento da coroa por LASERS

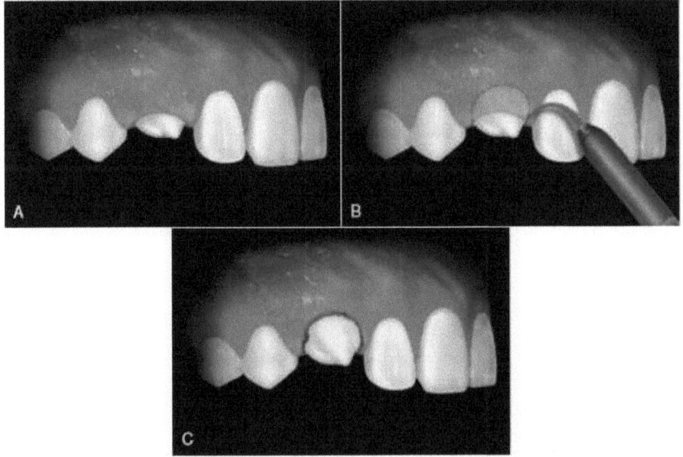

Os tempos de tratamento podem muitas vezes ser reduzidos e os brackets podem ser colocados de forma mais ideal, obtendo-se acesso a dentes não irrompidos e parcialmente irrompidos através da exposição assistida por laser.

Fibrotomia

Para dar estabilidade a longo prazo aos dentes com rotações extremas antes do tratamento, é normalmente recomendada a fibrotomia (Pericisão). Quando a manutenção dos resultados do tratamento é crucial, essa operação é normalmente realizada nos dentes anteriores superiores e inferiores (como os incisivos laterais superiores em pacientes classe II Div 2). Antes de remover os aparelhos no final da terapia ortodôntica, as fibras transpalatinas devem ser fibrotomizadas ou cortadas. Quando a cicatrização gengival ocorre após a fibrotomia, os dentes devem ser mantidos em bom alinhamento. Dado que a fibrotomia padrão é um tratamento invasivo com baixa aceitação por parte dos pacientes, um método alternativo deve ser levado em consideração.

A eficácia e os efeitos secundários periodontais da fibrotomia supracrestal circunferencial a laser (CSF) de dentes ortodonticamente rodados em beagles foram examinados por Kim et al. em 2010. O laser em questão era um laser de díodo de 808 nm de Gálio-Alumínio-Arseneto (Ga-Al-As) com 0,4 mm de diâmetro de fibra. Com o sistema regulado para o modo de corte de tecidos moles (onda contínua; 1,2 W), a ponta do laser foi introduzida no sulco gengival ao nível da crista óssea alveolar, e a incisão foi depois alargada à volta do círculo do dente. Nas semanas 4 e 8, o grau de recidiva, a profundidade do sulco e a recessão gengival foram avaliados.

Chegaram à conclusão de que o laser CSF reduz a recorrência durante a rotação dentária, ao mesmo tempo que parece não ter efeitos negativos nas estruturas periodontais que suportam os dentes. Foi afirmado que o risco de infeção poderia ser diminuído pelo impacto bactericida que o laser transmitia dentro da bolsa periodontal.[77]

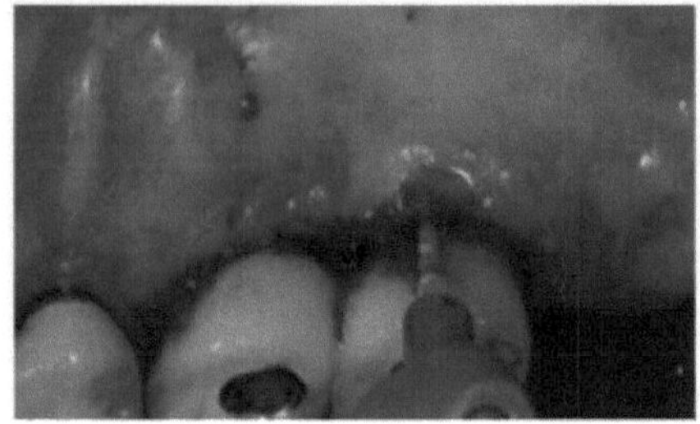 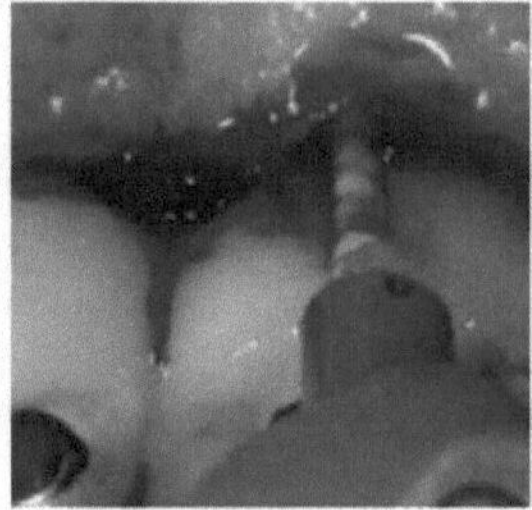

Tratamento LASER de microtomia em curso

Frenectomia

A frenectomia é tipicamente recomendada para parar a recidiva uma vez que o diastema da linha média tenha sido corrigido. Um período de desenvolvimento conhecido como a "fase do patinho feio" ocorre quando existem frequentemente espaços fisiológicos modestos entre os incisivos superiores antes da erupção dos caninos. Após a erupção dos caninos superiores, esses espaços frequentemente se fecham naturalmente. Portanto, a frenectomia não é recomendada para o tratamento da dentição mista, a menos que um problema estético significativo seja criado por um grande diastema entre os incisivos centrais ou que impeça a emergência de outros dentes anteriores. Quando a frenectomia é necessária, é aconselhável utilizar primeiro a ortodontia para fechar o espaço entre os incisivos centrais. Caso contrário, formar-se-ia um tecido cicatricial e o fecho ortodôntico do espaço não seria possível. De facto, há alturas em que a existência de um frénulo espesso impede o fecho do espaço. . Se isso acontecer, a frenectomia deve ser efectuada depois de alguns espaços terem sido fechados, e o tratamento ortodôntico deve ser retomado logo a seguir para terminar os espaços. A ligação fibrosa ao osso é cortada e o frénulo é suturado a um nível superior na abordagem cirúrgica típica, que se inicia com uma pequena incisão para aceder ao espaço interdentário. Em 156 frenectomias, Olivi et al. (2010) efectuaram uma avaliação clínica da eficácia do laser Er,Cr:YSGG com uma potência de 1,5 W ou inferior. Não se registaram efeitos adversos pós-operatórios e a aceitação por parte dos pacientes foi muito boa.[78]

Kafas et al. (2009) propuseram a frenectomia com laser de díodo sem anestesia de infusão. Chegaram à conclusão de que este tratamento oferece a melhor recuperação pós-cirúrgica. No entanto, a anestesia pode ser necessária em casos graves de excisão de tecidos moles. Segundo Haytac e Ozcelik (2006), o tratamento com laser de CO2 para cirurgias de frenectomia oferece aos doentes uma melhor perceção da dor e da função no pós-operatório do que a obtida com a técnica do bisturi. Recomendaram o laser de CO2 como uma alternativa à cirurgia de frenectomia que é fiável, eficiente, aceitável e excelente. Os resultados da frenectomia com laser de Nd:YAG foram os mesmos. O laser de Nd:YAG e o procedimento tradicional foram comparados no estudo de Kara (2009) quanto ao seu impacto nos níveis de ansiedade pré-operatória, dor pós-operatória, desconforto e dificuldades funcionais (comer e falar) associadas à frenectomia. De acordo com os resultados, em comparação com a cirurgia tradicional, o tratamento com laser Nd:YAG de problemas nos tecidos moles conduz a uma melhor perceção de sucesso por parte dos doentes.[79]

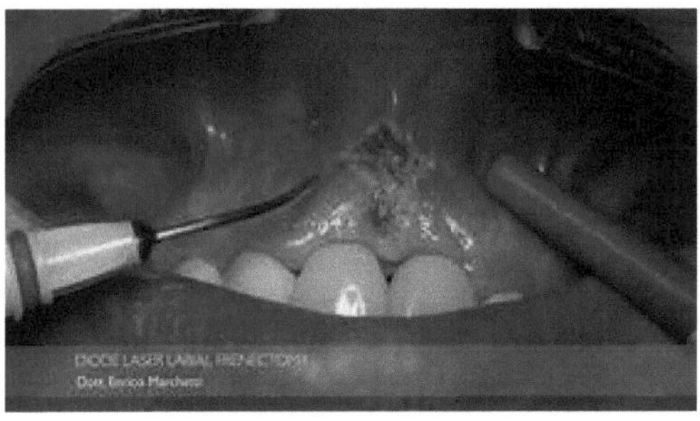

Procedimento de frenectomia efectuado por LASER

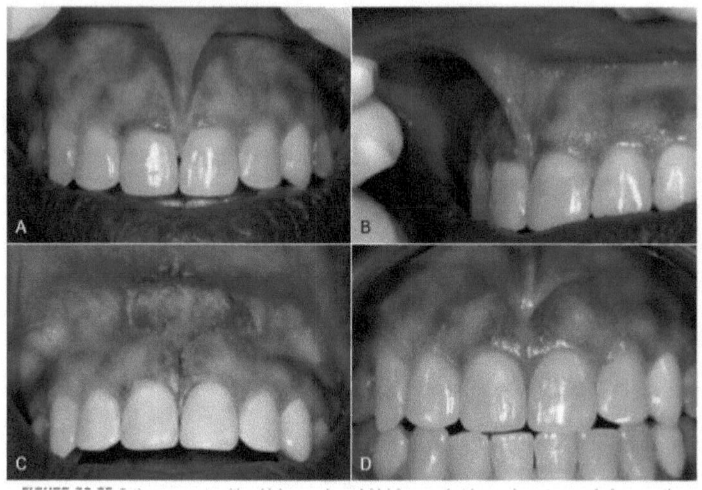

Utilizando um laser de díodo regulado para 1,4 a 1,6 W, modo de onda contínua, o tecido refletido é excisado. Como o frénulo se estende profundamente na papila, o laser é utilizado para remover as fibras musculares até ao periósteo, minando a base da papila e deixando a ponta intacta.

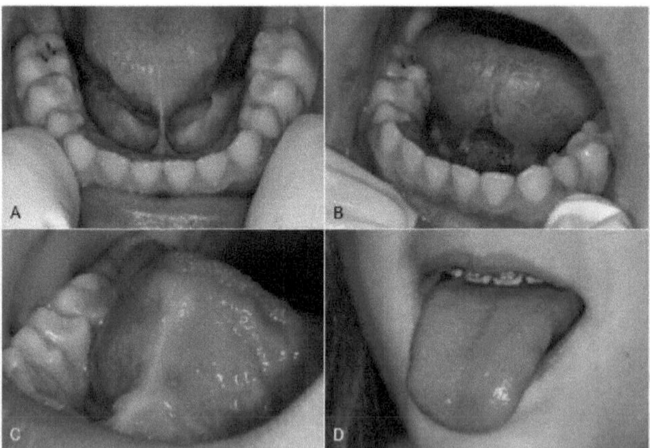

Utilizando um laser de díodo regulado para 1,4 a 1,6 W, modo de onda contínua, o tecido refletido é excisado. Após 4 semanas, observa-se uma excelente cicatrização e um aumento da mobilidade da língua.

Terapia laser de baixo nível

Descrição dos lasers terapêuticos

Bioestimulação e "terapia laser suave" são outros nomes para a terapia laser de baixa intensidade (LLLT). Durante mais de três décadas, a literatura tem documentado a utilização da LLLT nos cuidados de saúde. Numerosos estudos demonstraram que a LLLT é eficaz para algumas utilizações dentárias específicas. Existem várias literaturas sobre LLLT, com mais de mil artigos publicados sobre o assunto. É difícil analisar esta literatura porque as diferentes investigações utilizam metodologias e dosímetros diferentes. Para além de uma variedade de diferentes comprimentos de onda, foram também explorados os tempos de exposição e a frequência de tratamento. Embora a luz de banda larga possa ter um impacto nas células, os lasers têm atraído a maior atenção devido aos seus maiores benefícios terapêuticos (Karu, 1988).[80] Embora o laser de gás hélio-neon (= 632,8 nm) tenha sido largamente utilizado no início da investigação em LLLT, os lasers de díodo semicondutores, como os baseados em arsenieto de gálio e que funcionam com comprimentos de onda de 830 nm ou 635 nm, são atualmente utilizados na maioria dos procedimentos clínicos de LLLT. O elemento mais importante em qualquer tipo de fototerapia é o comprimento de onda, pelo que o médico deve ter em conta quais os comprimentos de onda que podem ter os efeitos desejados nos tecidos vivos.

Um aparelho de laser de baixa intensidade utilizado para esta terapia produz normalmente uma potência na ordem dos 10 a 50 mW, com irradiações totais de vários Joules num determinado local. Os efeitos terapêuticos do LLLT não são influenciados pelos efeitos térmicos nos tecidos dentários, que são negligenciáveis. Uma vez que os comprimentos de onda da LLLT têm uma absorção de água limitada, podem penetrar nos tecidos moles e duros até 15 mm de profundidade (Walsh et al. 1994).[81]

Mecanismo de ação

Os mecanismos da terapia laser de baixa intensidade são complexos, mas dependem essencialmente dos fotorreceptores em componentes subcelulares, particularmente a cadeia de transporte de electrões (respiratória) dentro das membranas das mitocôndrias (Karu.1989)[82] , absorvendo comprimentos de onda específicos do vermelho visível e do infravermelho próximo. A cadeia respiratória é brevemente activada e a reserva de NADH é oxidada em resultado da absorção de luz pelos componentes da cadeia respiratória. O estado redox do citoplasma e das mitocôndrias da célula altera-se em resultado desta estimulação da fosforilação oxidativa. Através de um maior fornecimento de ATP, de um aumento do potencial elétrico da membrana mitocondrial, da alcalinização do citoplasma e da ativação da síntese de ácidos nucleicos, a cadeia de transporte de electrões pode dar à célula quantidades mais elevadas de força promotora. Como o ATP serve como "moeda de energia" para uma célula, a LLLT tem o potencial de simular o funcionamento normal de uma célula. Karu (1989)[82] , que investigou extensivamente a forma como a luz afecta as culturas de células em termos dos seus efeitos bioestimulantes, demonstrou que as culturas de células que foram expostas à luz laser pela primeira vez apresentam uma variedade de consequências biológicas. Os efeitos biológicos criados pelo laser são quase completamente invertidos quando estas culturas são expostas a luz não monocromática e incoerente, o que é significativo. Isto implica que há processos mais complexos em jogo do que a simples ativação dos cromóforos sensíveis à polarização da célula.[83]

O trabalho de Karu, que ao longo dos anos efectuou estudos consideráveis

utilizando culturas de células de vários tipos, proporcionou uma visão significativa do impacto do comprimento de onda na LLLT. A sua investigação produziu um espetro de ação para a bioestimulação da taxa de síntese de ADN nas células HeLa, bem como para o crescimento de colónias de bactérias e leveduras. Nestes espectros, são visíveis picos no azul, no vermelho e no infravermelho próximo. (Karu,1987,1988,1989)[82,83] .
A reação do tecido aos estímulos energéticos, incluindo a energia fotónica, segue o padrão de Arndt Schultz, em que as energias baixas tendem a estimular e as energias altas tendem a inibir. Isto significa que as energias baixas são óptimas para promover a cura, enquanto que as energias altas seriam mais adequadas para gerir a dor, de modo a evitar a sensibilização anormal das fibras nervosas. Assim, a lei de Arndt-Schulz oferece um quadro teórico útil para explicar os vários efeitos fotobioestimuladores e fotobioinibitórios observados em laboratório. Também ajuda a explicar os resultados, por vezes aparentemente contraditórios, da terapia laser de baixa intensidade[83] .

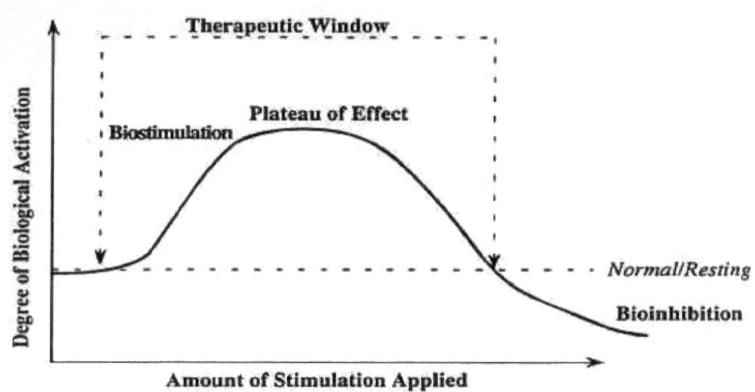

Lei Arndt-Schultz

Isto é apenas uma generalização, na medida em que a promoção da cicatrização numa situação inflamatória pode ter uma ação de alívio da dor por si só. Efeitos fisiológicos do laser ao nível dos tecidos

A resposta dos tecidos ao laser pode ser dividida em duas categorias:

Respostas primárias, incluindo:

Vasodilatação, melhoria da circulação sanguínea e da drenagem linfática, aumento da atividade dos neutrófilos e dos fibroblastos, melhoria do metabolismo celular e aumento do limiar de estimulação dos receptores da dor.[84]

Respostas secundárias, incluindo:

- Aumento da concentração de certas prostaglandinas, como a PGL2, que tem um efeito anti-inflamatório.
- Aumento das imunoglobulinas, dos linfócitos e do seu efeito no sistema imunitário.
- Aumento das beta endorfinas e das encefalinas, que são eficazes na analgesia.
- Estimulação do sistema biológico
- Efeito no sistema imunitário
- Efeito anti-inflamatório e anti-edema
- Efeito nos vasos e na circulação
- Efeito na cicatrização de feridas
- Efeito nos nervos
- Efeito analgésico

Potenciais mecanismos de alívio da dor:

Como possíveis mecanismos de alívio da dor, foram propostos os seguintes:

Ação direta sobre o nervo - Está provado que a radiação de 830 nm com potências incidentes de 60 mw durante 60 segundos (4 joules por ponto) e 120 segundos (8 joules por ponto) pode inibir a atividade da ATPase sódio-potássio responsável pela despolarização na geração do potencial de ação em experiências com animais utilizando nervo ciático de rato excisado. Devido à falta de uma camada protetora de mielina nas fibras C de pequeno diâmetro que causam a maioria das dores crónicas, esta ação é provavelmente mais forte nestes tecidos[6] .

Energização de enzimas inactivadas: Em locais de espasmo muscular com isquemia (como os pontos de gatilho) ou em focos de inflamação persistente, as enzimas podem ser inactivadas por condições como a hipoxia e a acidose. Está provado que estas enzimas podem ser reactivadas pela energia laser. Por exemplo, no mau funcionamento muscular, os radicais livres podem ser a causa do desconforto, mas se a enzima superóxido dismutase (SOD) for activada, pode destruir estas substâncias.[6]

Produção de moléculas de energia: O músculo que não está a funcionar corretamente produz ATP, uma molécula de energia. O trifosfato de adenosina (ATP) é necessário para a interação da miosina e da actina no músculo, e a sua ausência pode resultar em disfunções graves. A produção de ATP é uma caraterística da reação de uma célula à luz laser.

Redução dos níveis de prostaglandinas Quantidades reduzidas de prostaglandinas. Estudos clínicos e investigação em culturas de células mostram que os níveis de PGE2 podem ser reduzidos pela irradiação laser.[6]

Efeitos de fotobiomodulação dos lasers em ortodontia

Redução da dor

Um efeito secundário comum do tratamento ortodôntico fixo é a dor ou o desconforto. Normalmente, a dor começa várias horas após a aplicação da força ortodôntica e piora gradualmente durante 24 horas até voltar ao seu valor inicial por volta do quinto dia. O ciclo de dor pode continuar após cada consulta, mas para quase todos os pacientes, a primeira instalação do fio da arcada é quando a dor piora. O efeito adverso mais significativo do tratamento ortodôntico para os pacientes pode ser a dor, que também é uma das principais causas de não cumprimento ou de faltas às sessões. (2007) Bird et al. Além disso, quase todos os pacientes ortodônticos relatam sentir dor ao mastigar e morder, o que pode forçá-los a alterar seus hábitos alimentares. Finalmente, a investigação tem mostrado que a satisfação dos pacientes com os resultados estéticos do tratamento ortodôntico é severamente afetada pela dor e desconforto experimentados durante o tratamento ortodôntico. Os pacientes podem ter uma melhor qualidade de vida e estar mais dispostos a cumprir as sugestões de tratamento se os ortodontistas puderem reduzir ou eliminar o desconforto[85] .

Embora o mecanismo exato pelo qual as forças ortodônticas causam dor não seja bem compreendido, existem algumas evidências que sugerem que o desconforto está relacionado com uma alteração na circulação sanguínea do ligamento periodontal, o que resulta em zonas de isquemia no PDL. A produção de produtos metabólicos como as prostaglandinas e a substância P, que activam os receptores da dor, é outro fator no desenvolvimento da dor. A maioria dos ortodontistas aconselha os seus doentes a tomar anti-inflamatórios não esteróides (AINEs) para aliviar a dor, uma vez que estes impedem a produção de substâncias que causam dor, incluindo as prostaglandinas, e assim o fazem.[86] Estes medicamentos podem, no entanto, ter efeitos negativos, tornando a sua utilização inadequada para algumas pessoas. Devido aos seus efeitos inibitórios sobre as prostaglandinas, a maioria dos analgésicos pode ter efeitos prejudiciais sobre a mobilidade dos dentes, se utilizados de forma consistente.

Dadas as consequências negativas dos analgésicos, os investigadores têm procurado métodos alternativos e menos perigosos para diminuir o desconforto durante as operações ortodônticas, como a LLLT. Embora a LLLT tenha sido objeto de apenas um pequeno número de estudos, todos eles concluíram que diminui a dor associada ao tratamento ortodôntico (Lim et al. 1995)[86] . Em doentes ortodônticos, Lim et al. (1995) verificaram que a dor provocada pelo tratamento com laser de díodo de gálio-arsénio-alumínio era menos intensa do que a dor provocada por um tratamento placebo.

Em geral, a LLLT pode ser sugerida para o tratamento da dor durante a terapia com aparelhos ortodônticos fixos, com base na sua eficácia no controlo da dor durante o tratamento ortodôntico. O tempo total (32-37,5 minutos) necessário para o tratamento de ambas as arcadas dentárias parece ser a causa de sua reduzida utilização clínica (Lim et al. 1995). No entanto, existem muitos pontos de vista diferentes sobre a duração da terapia, bem como a potência radiante, a frequência e a densidade de energia.[86]

Movimento dos dentes

O mecanismo biológico que regula a mobilidade dentária ainda não é totalmente compreendido. A teoria da pressão-tensão, que se baseia na indução da diferenciação celular através de mediadores químicos, é a teoria mais amplamente aceita para a movimentação dentária. De acordo com esta ideia, a aplicação de força causa movimento dentário dentro da PDL, o que faz com que algumas porções da PDL sejam comprimidas enquanto outras áreas podem ser esticadas. Enquanto o fluxo sanguíneo é reduzido no lado da compressão, ele é mantido ou mesmo aumentado no lado da tensão. A alteração do fluxo sanguíneo provoca ajustes rápidos na quantidade de oxigénio e de outros metabolitos presentes na PDL, o que pode levar à libertação de substâncias mais activas do ponto de vista fisiológico. Estas alterações químicas promoveriam a atividade e a diferenciação celular.[87] Vários mediadores importantes são gerados com a movimentação dos dentes, incluindo a prostaglandina E, a interleucina 1a e a interleucina 1a. Como a movimentação dentária ortodôntica está ligada ao aumento da atividade vascular, à liberação de muitos leucócitos e macrófagos e ao envolvimento do sistema imunológico, acredita-se que ela envolva uma série de reações semelhantes à inflamação. Isso é significativo porque sugere que as respostas às tensões ortodônticas nos tecidos de suporte dos dentes podem incluir todo o conjunto de variáveis envolvidas num processo inflamatório. Os efeitos da LLLT na movimentação dentária ortodôntica têm sido descritos em diversos estudos[88]

.

O mesmo equipamento laser e os mesmos parâmetros foram utilizados em ensaios com ratos albinos Wistar num dos estudos em animais sobre os efeitos estimulantes da LLLT na movimentação dentária ortodôntica (Yamaguchi M et al. 2007)[89] . Todas as cinco investigações concluíram que a radiação laser tinha estimulado o movimento dentário, apesar do facto de a densidade de energia utilizada nestas experiências ser significativamente mais elevada (54 J, 19.108 J/cm2) do que o que é geralmente considerado adequado para a bioestimulação (2-12 J/cm2). Ao examinar os outros ensaios em animais, verificou-se que havia variações no tipo de sujeito, na dose de energia administrada e nos resultados. Cruz et al. (2004)[90] realizaram uma experiência com 11 indivíduos jovens cujos dentes tinham de ser movidos para fechar a área de extração. Estes foram expostos a LLLT com um comprimento de onda de 780 nm durante 10 segundos a uma potência de 5 J/cm2 num dos lados do maxilar, durante quatro dias seguidos, enquanto o outro lado, que serviu de controlo, não foi exposto. Os resultados indicaram que, em comparação com o lado de controlo, o lado experimental mostrou um avanço substancialmente mais rápido do fecho do espaço. Embora a LLL tenha sido aplicada durante 3 dias num mês, Limpanichkul et al. (2006)[91] não mostraram qualquer diferença na taxa de movimentação dentária. De acordo com os autores, a capacidade de energia do LBI (25 J/cm2) utilizada na pesquisa era provavelmente muito baixa para ter qualquer efeito estimulador na movimentação dentária ortodôntica. Os autores aplicaram o LLL de forma diferente dos outros, com o objetivo de deslocar os dentes durante o tratamento ortodôntico. Eles irradiaram a mucosa alveolar com uma região espetral de 0,09 cm2 em algum momento.

Esta utilização limitada pode indicar um problema com todo o periodonto que rodeia o dente.

Segundo Yamaguchi et al. (2007), a expressão in vitro dos genes RANK e c-Fms foi potencializada pela LLLT, aumentando a velocidade de movimentação dentária. (2010), que demonstraram que, em ratos, o movimento dentário ortodôntico estimulou a produção de MMP-9, catepsina K e subunidades de integrina a(v)b3. Isso acelera o processo de remodelação óssea.[88]

Modificação do crescimento

Expansão maxilar

Os doentes com largura maxilar insuficiente podem necessitar de expandir os dentes. Para além disso, este procedimento ajuda a endireitar os dentes e a reduzir o apinhamento. Prevê-se que qualquer dispositivo de crescimento resulte numa combinação de expansão dentária e esquelética, uma vez que a sutura palatina mediana é facilmente separada até aos nove ou dez anos de idade. Mas à medida que as pessoas envelhecem, a sutura palatina mediana tende a interdigitar-se cada vez mais, tornando difícil a microfractura em doentes que ainda são adolescentes. Podem ser utilizados protocolos de expansão gradual e rápida para exercer forças pesadas para separar a sutura, o que é frequentemente efectuado com a utilização de uma forma fixa de dispositivo de parafuso de macaco.

Moawad (2016) investigou as consequências esqueléticas e dentárias da combinação da utilização do laser Erbium-YAG com a expansão rápida da maxila (ERM) para o tratamento de MTD em pacientes adultos jovens com dentes permanentes.[92]

Crescimento mandibular

A modificação do crescimento é uma opção terapêutica apropriada para jovens em desenvolvimento quando a deficiência mandibular está presente, como é o caso na maioria dos pacientes da classe II. Durante longos períodos de tempo, um aparelho funcional é tipicamente recomendado para arrastar o côndilo suficientemente longe da fossa glenoide, aumentando a quantidade de crescimento condilar e produzindo uma direção de desenvolvimento mais vantajosa no côndilo mandibular. Antes da conclusão do surto de crescimento na adolescência, a modificação do crescimento para corrigir o défice mandibular pode ser realizada com sucesso em adolescentes com dentição mista tardia e dentição permanente precoce, mas a probabilidade de reparação esquelética versus dentária diminui à medida que o doente envelhece.[93]

RISCOS DO LASER DENTÁRIO

REGULAMENTAÇÃO RELATIVA À UTILIZAÇÃO DE LASERS EM MEDICINA DENTÁRIA

Na década de 1970 e no início da década de 1980, a tecnologia laser teve uma rápida expansão nos domínios da cirurgia e da medicina. No Reino Unido, a preocupação com a propriedade da formação e regulamentação dos profissionais de laser foi suficiente para que, em 1985, fosse introduzida uma alteração atempada à Lei dos Lares de Idosos. A Lei de Saúde e Segurança exigiu o cumprimento geral, para além do registo obrigatório dos médicos (e, depois de 1990, dos dentistas) junto das autoridades de saúde locais, mesmo que a utilização de laser fosse vista como acessória ao núcleo da lei. Os novos "dentistas laser" que utilizam lasers cirúrgicos em medicina dentária apenas foram objeto de uma avaliação superficial por parte do pessoal das autoridades de saúde. Apesar do âmbito alargado da Lei dos Lares de Idosos, a inspeção da prática dentária restringia-se frequentemente à avaliação de um consultor de proteção de laser (normalmente um físico médico) sobre a adequação do local, a área controlada, as leis locais e o historial de formação dos dentistas que utilizavam os lasers. O Care Standards Act, que substituiu o Nursing Homes Act em 2000, e a criação da Healthcare Commission em 20041 conduziram a uma abordagem consideravelmente mais específica da regulamentação de todos os trabalhadores que utilizam lasers e outras fontes de luz intensa.[94] As consequências para os dentistas generalistas que utilizam lasers, em particular a obrigação do dentista ao utilizar lasers cirúrgicos, podem ser enumeradas da seguinte forma, independentemente do âmbito de interesse que esta autoridade tenha demonstrado na prestação de cuidados de saúde primários em geral.

- Pedido de registo como utilizador de um laser cirúrgico junto da Comissão de

Cuidados de Saúde

- Demonstração de barreiras físicas para salvaguardar a segurança - área controlada, acesso limitado
- Demonstração da formação recebida por todos os envolvidos na utilização do laser, das regras locais e de um registo da utilização do laser
- Demonstração da adequação do laser para utilização clínica, manutenção da máquina e proteção ocular de segurança do laser

RISCO ASSOCIADO À UTILIZAÇÃO DE LASER

Risco ótico

Os comprimentos de onda dos lasers de CO_2, érbio e hólmio são absorvidos pela córnea, que é constituída principalmente por água. Assim, a córnea pode ser queimada por estes lasers. A inflamação do aquoso e o desenvolvimento de cataratas podem surgir devido ao facto de afectarem o aquoso, o humor vítreo e o cristalino do olho. Os lasers Nd: YAG, de díodo e de árgon são altamente absorvidos pelo pigmento e têm uma melhor penetração nos tecidos. A cegueira pode resultar dos danos que estes lasers infligem à retina. Tanto o pessoal clínico como os doentes devem usar proteção ocular. No mercado, existem opções de óculos específicos para determinados comprimentos de onda. Nenhum óculos de proteção pode proteger os utilizadores de todos os comprimentos de onda entre 400 e 10600 nm. Considere a densidade ótica e os comprimentos de onda impressos nos óculos ao fazer a sua seleção. É crucial selecionar óculos para o comprimento de onda laser correto.[94]

Perigo para a pele

Os comprimentos de onda entre 300 nm e 3000 nm podem penetrar na pele. A queimadura, a formação de bolhas e a pele extremamente seca são sinais de danos cutâneos induzidos pelo laser. Durante toda a terapia laser, o pessoal clínico e o doente devem estar completamente protegidos. Embora os lasers UV (400 nm) sejam raramente utilizados em medicina dentária à escala comercial, existe o risco de danos ablativos na estrutura da pele, bem como potenciais efeitos ionizantes que podem ser pré-cancerígenos. Devido à interação ablativa com cromóforos alvo, todos os outros comprimentos de onda do laser têm o potencial de resultar em "queimaduras na pele".[94]

Riscos não relacionados com o feixe

Estes perigos incluem o potencial de lesões corporais provocadas por peças de laser em movimento, choques eléctricos e alimentação eléctrica (ar pressurizado, água). É importante identificar e evitar quaisquer substâncias que possam causar um incêndio através da ignição da tubagem, tais como desinfectantes à base de álcool ou alguns gases anestésicos.26-30 Além disso, os subprodutos da ablação de tecidos (pluma) representam um risco grave para o doente, o prestador de cuidados de saúde e o pessoal de apoio. O controlo da disseminação de todos os produtos de ablação de tecidos por laser requer a utilização de máscaras faciais de malha de fibra de vidro adequadas, concebidas especificamente para a utilização de laser cirúrgico, luvas e aspiração por sucção a alta velocidade.[94]

Pluma de laser

Quando o tecido é vaporizado por um laser, é libertada uma nuvem tóxica que contém químicos perigosos, detritos, células cancerígenas e vírus como o papilomavírus humano (HPV), o vírus da imunodeficiência humana (VIH) e o herpes. Esta pluma pode bloquear o campo cirúrgico. A inalação da pluma pode provocar sintomas como tosse, congestão nasal, náuseas e vómitos. A evacuação de grande volume e as máscaras que podem filtrar até 0,1 m devem ser adicionadas como proteção adicional durante a terapia laser, para além do equipamento de proteção dentária normal.[94]

Risco de incêndio

Se o calor do raio laser entrar em contacto com substâncias ou gases inflamáveis, pode ocorrer um incêndio. Ao utilizar a terapia laser, devem ser adoptadas algumas medidas de segurança. A zona de risco nocional não deve ser preenchida com materiais inflamáveis ou explosivos. evitar a utilização de gaze e anestésicos à base de álcool. Utilizar apenas materiais húmidos ou resistentes ao fogo. Apenas os dentistas estão autorizados a utilizar gases como o oxigénio e o dióxido de azoto em sistemas de distribuição em circuito fechado com sistemas de evacuação de alta velocidade (ANSI Z136.3, 2005). Efetuar o procedimento junto a uma fonte de água.[94]

Segurança e precauções com o laser

No âmbito dos regulamentos em vigor, existe a necessidade de explorar todos os riscos específicos e estocásticos e de adotar medidas para minimizar a sua ocorrência. As medidas de segurança aplicáveis à utilização do laser na prática dentária podem ser enumeradas da seguinte forma:

- Ambiente
- Consultor de proteção laser/responsável pela segurança laser
- Acesso
- Características de segurança do laser
- Proteção dos olhos

- Ensaio firing
- Regras locais
- Formação.

AMBIENTE

É possível implementar o conceito de uma área controlada, na qual apenas as pessoas diretamente envolvidas na emissão de lasers podem entrar, estando protegidas de uma determinada forma.36-39 Todas as superfícies, incluindo janelas, portas e outros vidros, devem ser não reflectoras e, durante a emissão de lasers, os pontos de acesso devem ser monitorizados ou controlados remotamente. Para além de ser designada, a área regulamentada precisa de ter sinais de aviso que realcem o risco. A chave do laser e todos os outros acessórios do laser devem ser colocados numa posição segura que possa ser trancada, se necessário. Além disso, é necessário colocar um extintor de incêndio adequado num local acessível.[94]

Responsável pela segurança dos lasers

Todas as clínicas dentárias que utilizam laser têm de ter um responsável pela segurança dos lasers, ou LSO. Um LSO é descrito como uma pessoa pela norma ANSI Z136.1, 1993, como "uma pessoa formada e certificada para assumir a responsabilidade e ter autoridade para monitorizar e aplicar o controlo dos perigos dos lasers e para efetuar a avaliação e o controlo informados dos perigos dos lasers". Quando se utilizam lasers das classes 3B e 4, é necessário um LSO.[94]

Acesso

A maioria dos consultórios dentários está localizada em salas com barreiras físicas, como paredes e uma ou, eventualmente, duas portas de acesso, ao contrário, por exemplo, de uma sala de operações num hospital. Por conseguinte, o acesso não autorizado pode ser gerido de forma simples. No entanto, a maioria dos lasers de classe IV possui uma tomada de interbloqueio remoto, que permite ativar os fechos das portas e as luzes de aviso durante a saída do laser. Os consultórios dentários que funcionam num ambiente com várias cadeiras e em plano aberto devem prestar mais atenção a esta necessidade. Apenas o médico, um assistente e o doente devem ser autorizados a entrar na área restrita durante o tratamento a laser.[94]

Características de segurança do laser

Todos os lasers têm características de segurança incorporadas que têm de ser cruzadas para permitir a emissão do laser. Estas incluem:

- Botão "Stop" de emergência
- Obturadores de porta de emissão para impedir a emissão de laser até que o sistema de entrega correto esteja ligado
- Interruptor de pé coberto, para evitar uma operação acidental
- Painel de controlo para garantir parâmetros de emissão correctos
- Sinais sonoros ou visuais de emissão de laser
- Painéis da unidade bloqueados para impedir o acesso não autorizado à maquinaria interna
- Proteção por chave ou palavra-passe
- Interbloqueios remotos.[94]

Proteção dos olhos

Durante a emissão de laser, todas as pessoas que se encontrem na área restrita devem usar proteção ocular adequada. Para proteger os olhos do doente das operações peri-orais de comprimento de onda longo, deve ser colocada uma gaze húmida sobre os olhos. O LSO deve escolher os óculos adequados para o comprimento de onda do laser que está a ser utilizado; estes devem ser fabricados com proteção lateral, não devem ter riscos ou outros danos e devem estar em perfeitas condições.[94]

Ensaio firing

O médico ou o LSO deve testar o laser antes de iniciar qualquer procedimento laser e antes de admitir o doente. Isto irá demonstrar que o laser foi construído de forma adequada, está a funcionar como pretendido e que a emissão do laser está a ocorrer através do mecanismo de entrega. São seguidas todas as precauções de segurança adicionais e são usados óculos de proteção. O laser é apontado para uma substância absorvente adequada, como a água para comprimentos de onda longos ou papel de cor escura para comprimentos de onda curtos, e é utilizado no seu nível de potência mais baixo. O laser é então desativado e o doente é então admitido.[94]

Regras locais

Tal como acontece com as radiações ionizantes, deve ser elaborado um conjunto de regras locais para os consultórios que efectuam tratamentos com laser. A LPA pode ajudar a elaborar este documento, mas deve incluir o seguinte:

- Nome e endereço do consultório
- Cada laser utilizado, identificado pelo fabricante, comprimento de onda, modo de emissão, potência de saída, sistema de distribuição e número de série
- Pessoal autorizado a utilizar o laser
- Designação da autoridade e responsabilidade pela avaliação e controlo dos

perigos dos lasers a um responsável pela segurança dos lasers

- Uma política escrita de segurança do laser, que inclua todos os aspectos de segurança da utilização do laser.

As regras locais devem ser lidas e assinadas por todo o pessoal da clínica envolvido na realização de tratamentos com laser e devem ser actualizadas regularmente.[94]

CONCLUSÃO

O tratamento ortodôntico tem sido grandemente afetado pela terapia laser de várias formas. Verificou-se que a utilização de um laser tem vantagens em relação à utilização de equipamento convencional, incluindo hemóstase melhorada, diminuição da dor e do inchaço, cicatrização mais rápida da ferida e controlo preciso da incisão. Outras capacidades do laser, como o condicionamento do esmalte, a descolagem de brackets, o controlo da dor e a aceleração do movimento dentário, podem ser vantajosas para a terapia ortodôntica. Atualmente, mais clínicos estão a começar a prestar atenção ao laser. Os benefícios dos lasers devem ser apoiados por pesquisas mais convincentes. Além disso, ao usar a terapia a laser, certas precauções de segurança devem ser seguidas e os riscos potenciais dos lasers devem ser considerados.

Os problemas dos tecidos moles relacionados com a terapia ortodôntica há muito tempo apresentam dificuldades para os clínicos ortodônticos. A colocação ideal dos braquetes é dificultada, se não impossível, por margens gengivais irregulares. As coroas clínicas que são demasiado curtas reduzem a eficácia do tratamento com alinhadores. Os dentes que irrompem lentamente requerem frequentemente tratamentos prolongados e muitas consultas. Uma relação altura/largura insuficiente dos dentes anteriores e uma exposição gengival excessiva podem fazer com que casos tratados com perícia não pareçam óptimos do ponto de vista estético. Estes problemas foram resolvidos nos últimos dez anos graças à entrada dos lasers neste domínio.

Novos equipamentos e tecnologias tornaram-se acessíveis e permitem que os médicos ortodontistas forneçam resultados superiores num curto espaço de tempo, uma vez que se têm concentrado mais na estética, na qualidade do tratamento e numa maior produtividade. O laser dentário é um desses instrumentos. As gengivectomias para melhorar a estética, permitir uma colocação mais precisa dos braquetes e melhorar a higiene à volta dos aparelhos ortodônticos estão entre os procedimentos simples com laser dentário. Outros procedimentos simples incluem frenectomias, bioestimulação de lesões aftosas e herpéticas, e remoção de tecidos para revelar dentes imaturos e libertar aparelhos embutidos. No entanto, é necessário criar uma estratégia de terapia laser baseada em investigação empírica

REFERÊNCIAS

1. Roberts-Harry D. Lasers em Ortodontia. Jornal Britânico de Ortodontia, agosto de 1994; Vol.21(3):308-312.

2. Parker S. Introdução, história dos lasers e produção de luz laser. British Dental Journal, 2007; Volume 202(1):21-31.

3. Kang Y, et al. A Review of laser applications in orthodontics. IJO;VOL.25(1):47-56.

4. Maiman TH. Radiação ótica estimulada em rubi. Nature 1960;187:493-4.

5. Goldman L, Blaney DJ, Kindel DJ Jr, Frankee EK. Efeito do raio laser na pele, relatório preliminar. J Invest Dermatol 1963;40: 121-122. Nalcaci R, Cokakoglu S. Lasers em ortodontia. Eur J Dent 2013;7:119-25.

6. Ortodontia: Princípios e Técnicas Actuais. Xubair, Graber, Vanarsdall, Vig. Quinta edição. Elsevier.

7. Coluzzi D.J. Fundamentals of dental lasers: science and instruments (Fundamentos dos lasers dentários: ciência e instrumentos). Dent Clin N Am 48 (2004) 751-770.

8. Frank F. Luz laser e aspectos biofísicos dos tecidos na aplicação do laser medial. SPIE Lasers. Med 1989;1353:37-45.

9. Powell GL, Ellis R, Blankenau RJ, Schouten JR. Avaliação de compósitos curados com laser de árgon e luz convencional. J Clin Laser Med Surg 1995;13:315-7.

10. Wilder-Smith P, Lin S, Nguyen A. Morphological effects of ArF excimer laser

irradiation on enamel and dentin. Lasers Surg Med 1997;20:142-8.

11. Khan, Rehan & Baruah, Nabanita & Kashyap, Arpita & Bhattacharjee, Rajashree. (2022). Lasers em ortodontia - Atualização atual. IP Indian Journal of Orthodontics and Dentofacial Research. 8. 83-89. 10.18231/j.ijodr.2022.016.

12. Kutsch VK. Iluminação de cáries dentárias com o laser de árgon. J Clin Laser Med Surg 1993; 11:558-9.

13. Ryzhkova, Anastasia V.; Lebedeva, Nina G.; Sedykh, Alexey V.; Ulyanov, Sergey S.; Lepilin, Alexander V.; Kharish, Natalia A.; Tuchin, Valery V. 355-361.

14. Hall, A., & Girkin, J. M. (2004). Uma revisão de potenciais novas modalidades de diagnóstico para lesões de cárie. Jornal de investigação dentária, 83 Spec No C, C89-C94.

15. White JM, Goodis HE, Sectos JC, Eakle WS, Hulscher BE, Rose CL. Efeitos da energia laser Nd:YAG pulsada nos dentes humanos: um estudo de acompanhamento de três anos. J Am Dent Assoc 1993;124:45-50.

16. Hendler BH, Gateno J, Mooar P, Sherk HH. Artroscopia da articulação temporomandibular com laser Holmium:YAG. J Oral Maxillofac Surg 1992;50:123-4.

17. Aoki A, Ishikawa I, Yamada T, Otsuki M, Watanabe H, Tagami J. Uma comparação entre a peça de mão convencional e o laser Erbium:YAG para cáries radiculares in vitro. J Rest Dent 1998;77:1404-14.

18. Resumos do 4th Congresso da Divisão Europeia da Federação Mundial de Dentisteria Laser

19. Niwut Juntavee: Laser em Medicina Dentária: Ponto de vista académico e prático

20. Featherstone JDB, Fried D, McCormack SM, Seka W. Efeito da duração do impulso e da taxa de repetição na inibição da progressão da cárie com o laser de CO2. Em: Wigdor HA, Featherstone JDB, White JM, Neev J, editores. Lasers em medicina dentária II. San Jose (CA): SPIE; 1996. p. 79-87.

21. Simon Arridge,]ames P. Moss, Alfred D. Linney, David R. James. Digitalização tridimensional da face e do crânio J max.-fac. Surg.1985;13:136-143

22. Moss, J. P., Linney, A. D., Grindrod, S. R., & Mosse, C. A. Um sistema de varrimento a laser para a medição da morfologia da superfície facial. Optics and Lasers in Engineering (1989).10(3-4), 179-190.

23. Keating, P, J., Parker, R. A., Keane, D. e Wrlgbt, L. (1984) The holographic storage of study models, British Journal of Orthodontics, 11, 119- 125.

24. Harradine, N., Suomlnen, R., Stepbens, C., Hatborn, I. e Brown, D. (1990) Holograms as a substitute for orthodontic study casts: A pilot clinical trial, American Journal of Orthodontics and Dentofacial Orthopedics, 98(2), 110-6.

25. Romeu, A. (1995). Hologramas em ortodontia: Um sistema universal para a produção, desenvolvimento e iluminação de hologramas para o armazenamento e análise de moldes dentários. American Journal of Orthodontics and Dentofacial Orthopedics, 108(4), 443-447.

26. Charles J. Burstone, Ryszard J. Pryputniewicz. Determinação holográfica dos centros de rotação produzidos por forças ortodônticas. American Journal of Orthodontics Volume 77, Edição 4, abril de 1980, Páginas 396-409

27. Kragt G, Ten Bosch JJ, Borsboom PC. Medição da deslocação óssea num crânio humano macerado induzida por forças ortodônticas; um estudo holográfico. J Biomech. 1979;12(12):905-10.

28. Dermaut, L. R. , J. P. J. Kleutghen , e H. J. J. De Clerck . Determinação experimental do centro de resistência do primeiro molar superior num crânio humano seco e macerado, submetido a tração horizontal do arnês. Am J Orthod Dentofacial Orthop 1986. 90:29-36.

29. Dermaut, L. R. e M. Vanden Bulcke. Avaliação da mecânica intrusiva do tipo "arco segmentado" num crânio humano macerado, utilizando a técnica de reflexão laser e a interferometria holográfica. Am J Orthod Dentofacial Orthop 1986. 89:251-302.

30. Vanden Bulcke, M., L. Dermaut , R. Sachdeva , e C. J. Burstone . O centro de resistência dos dentes anteriores durante a intrusão utilizando a técnica de reflexão a laser e a interferometria holográfica. Am J Orthod Dentofacial Orthop 1986. 90:211-219.

31. Billiet, T. , G. de Pauw , e L. R. Dermaut . Localização do centro de resistência da dentição superior e do complexo nasomaxilar. Eur J Orthod 2001. 23:263-273.

32. Ryden H, Bjelkhagen H, Martensson B. Medições da posição dos dentes em moldes dentários utilizando imagens holográficas. Am J Orthod 1982;81:310-3.

33. Martensson B, Ryden H. O sistema holodent, uma nova técnica de medição e armazenamento de moldes dentários. Am J Dento.Orthop 1992;102:113- 9.

34. Niall J, McGuiness C, Stephens D. Hologramas e modelos de estudo avaliados

pelo índice PAR (peer assessment rating) de má oclusão - um estudo piloto, Br J Orthod 1993;20:123-9.

35. Eduardo Franzotti Sant'Anna1, Mônica Tirre de Souza Araújo1, Lincoln Issamu Nojima1, Amanda Carneiro da Cunha1, Bruno Lopes da Silveira2, Mariana Marquezan3 Aplicação do laser de alta intensidade em Ortodontia Dental Press J Orthod. 2017 Nov-Dez;22(6):99-109

36. Maijer R, Smith DC. Um novo tratamento de superfície para colagem. J Biomed Mater Res 1979;13:975-85.

37. Ozer T, Başaran G, Berk N. Laser etching of enamel for orthodontic bonding. Am J Orthod Dentofacial Orthop. 2008 Aug;134(2):193-7.

38. Klein AL, Rodrigues LK, Eduardo CP, Nobre dos Santos M, Cury JA. Inibição de cáries ao redor de restaurações de compósito pela aplicação do laser de dióxido de carbono pulsado. Eur J Oral Sci 2005;113:239-44.

39. Lee BS, Hsieh TT, Lee YL, Lan WH, Hsu YJ, Wen PH, et al. Resistência de união de brackets ortodônticos após tratamento com ácido, irradiação laser Er:YAG e tratamento combinado na superfície do esmalte. Angle Orthod 2003;73:565-70.

40. Robert Fuhrmann et al., Conditioning of Enamel with Nd:YAG and CO2 Dental Laser Systems and with Phosphoric Acid An In-Vitro Comparison of the Tensile Bond Strength and the Morphology of the Enamel Surface (Condicionamento do esmalte com sistemas de laser dentário Nd:YAG e CO2 e com ácido fosfórico: uma comparação in vitro da resistência à tração e da morfologia da superfície do esmalte). Jornal de Ortopedia Orofacial 2001;62(5):375-86

41. Ariyaratnam, M. T., Wilson, M. A., Mackie, I. C., & Blinkhorn, A. S. A comparison of surface roughness and composite/enamel bond strength of human enamel following the application of the Nd:YAG laser and etching with phosphoric acid. Dental Materials. 1997;3(1), 51-55.

42. Zachrisson YO, Zachrisson BU, Büyükyilmaz T (1996) Preparação da superfície para a colagem ortodôntica à porcelana. Am J Orthod Dentofacial Orthop 109:420-430

43. Maryam Poosti et al., Condicionamento de porcelana com laser Nd:YAG e Er:YAG para colagem de brackets em ortodontia. Lasers Med Sci (2012) 27:321-324.

44. Zhuojun Xu et al., Força de ligação de brackets ortodônticos em superfícies de porcelana gravadas por laser Er: YAG. Fotomedicina e Cirurgia a Laser 2018;Volume 20(20):1-7.

45. Akova, T., Yoldas, O., Toroglu, MS.,& Uysal, H. Tratamento da superfície de porcelana por laser para colagem de bracket-porcelana. Am J Orthod Dentofacial Orthop, 2005;128(5):630-637

46. Usumez, S., Buyukyilmaz, T.,& Karaman, AI. (2003). Efeitos das luzes de cura rápida de halogéneo e arco de plasma na dureza da superfície de adesivos ortodônticos para retentores linguais. Am J Orthod Dentofacial Orthop ,123(6): 641-648.

47. Hildebrand, N. K., Raboud, D. W., Heo, G., Nelson, A. E., & Major, P. W. (2007). Colagem de braquetes ortodônticos com laser de árgon vs luz visível convencional: um estudo in-vivo e in-vitro. American journal of orthodontics and dentofacial orthopedics: official publication of the American Association

of Orthodontists, its constituent societies, and the American Board of Orthodontics, 131(4), 530-536.

48. Mills RW, Jandt KD, Ashworth SH. Profundidade de cura do compósito dentário com tecnologia de díodo emissor de luz azul e de halogéneo. Br Dent J 1999;186:388- 91.

49. Vittorio Cacciafesta. Polimerização por arco de plasma versus polimerização por luz de halogéneo de brackets ortodônticos pré-cobertos com adesivo: Um estudo clínico de 12 meses sobre falhas de adesão. American Journal of Orthodontics and Dentofacial Orthopedics, 2004; Volume 126(2):194-199.

50. Powell GL, Ellios R, Blankenau RJ, Schouten JR Avaliação de compósitos curados com laser de árgon e luz convencional. J Clin Laser Med Surg, 1995;13(5):315-317.

51. Kelsey WP, Powell GL, Blankenau RJ, Whisenat BK. Melhoria das propriedades físicas dos materiais de restauração de resina através da polimerização a laser. Lasers Surg Med, 1989; 9:623-627

52. Bryan S. Elvebak et al., Orthodontic Bonding with Varying Curing Time and Light Power Using an Argon Laser. Angle Orthodontist, Vol 76, No 5, 2006

53. Young-Oh Kim et al., Diode-pumped solid-state laser for bonding orthodontic brackets: effect of light intensity and light-curing time. Lasers em Ciências Médicas. setembro de 2011;Volume 26,Issue5:585-589

54. Ogaard B, Rolla G, Arends J, ten Cate JM. Aparelhos ortodônticos e desmineralização do esmalte. Parte 2. Prevenção e tratamento de lesões. Am J Orhod Dentofacial Orthop 1988;94(2):123-128.

55. Rose R.K. Efeitos de um fosfopeptídeo de caseína anticariogénico na difusão de cálcio em modelos de placas dentárias estreptocócicas. Arquivos de Biologia Oral, julho de 2000; Volume 45 (7):569-575.

56. Ralph H. Stem, Reidar F. Sognnaes. Inibição da cárie dentária por laser sugerida pelos primeiros testes in vivo. JADA 1972; Vol. 85,1087-1090.

57. Yamamoto, H., & Sato, K. Prevention of Dental Caries by Acousto-optically Q-switched ND:YAG Laser Irradiation. Journal of Dental Research, 1980 59(2), 137-137.

58. Yoshida, T., Yamaguchi, M., Utsunomiya, T., Kato, M., Arai, Y., Kaneda, T., Yamamoto, H., & Kasai, K. (2009). A irradiação laser de baixa energia acelera a velocidade de movimentação dentária através da estimulação da remodelação do osso alveolar. Orthodontics & craniofacial research, 12(4), 289-298.

59. Azzeh E, Feldon P. Descolagem a laser de brackets de cerâmica: Uma revisão abrangente. Am J Orthod Dentofacial Orthop 2003;123:79-83.

60. Tocchio R at al. Descolagem a laser de braquetes ortodônticos de cerâmica. Am J Orthod Dentofac Orthop 1993;103:155-62.

61. Strobl K, Bahns TL, Willham L, Bishara SE, Stwalley WC. Descolagem assistida por laser de braquetes ortodônticos de cerâmica. Am J Orthod Dentofacial Orthop 1992;101:152-8.

62. Rickabaugh J et al. Descolagem de brackets de cerâmica com o laser de dióxido de carbono. Am J Orthod Dentofac Orthop 1996;110:388-93.

63. Hiroshi Mimura et al., Comparação de diferentes materiais de ligação para descolagem a laser. Am J Orthod Dentofac Orthop 1995;108:267-73

64. Iijima M. Efeitos da descolagem a laser de CO2 de um bracket de cerâmica nas propriedades mecânicas do esmalte. Angle Orthod.2010;80:1029–1035.

65. Oztoprak M et al. Descolagem de brackets de cerâmica por um novo método de varrimento a laser. Am J Orthod Dentofacial Orthop 2010;138:195-200

66. Farzaneh Ahrari, Reza Fekrazad, Katayoun A. M. Kalhori, Mahshid Ramtin. Recondicionamento de brackets ortodônticos cerâmicos com um laser Er,Cr:YSGG. Lasers Med Sci (2013) 28:223-228.

67. Yamagishi T, Ito M, Fujimura Y. Propriedades mecânicas de soldaduras a laser de titânio em medicina dentária por aparelho laser Nd:YAG pulsado. J Prosthet Dent 1993 ;70:264-273.

68. Soldadura intra-oral a laser: análise ultra-estrutural e mecânica para comparar o laser de laboratório e o laser dentário. Lasers em Ciências Médicas, julho de 2011;Volume 26(4):415-420.

69. Shinoda T, Matsunaga K, Shinhara M. Soldadura a laser de ligas de titânio. Weld Int 1991;5(5):346-351

70. Solmi R, Martini D, et al. Interacções de fibroblastos com juntas soldadas e soldadas a laser. Biomaterials;2004:735–740.

71. Sestini S, et al. In vitro toxicity evaluation of silver soldering, electrical resistance, and laser welding of orthodontic wires, European Journal of Orthodontics,2006;Volume 28:567-572.

72. Jens Johannes Bock, Wolfgang Fraenzel, Jacqueline Bailly, Christian Ralf Gernhardt, Robert Andreas Werner Fuhrmann. Influência de diferentes

métodos de brasagem e soldadura na resistência à tração e microdureza do fio de aço inoxidável ortodôntico. European Journal of Orthodontics, Volume 30(4);agosto de 2008:396-400.

73. Sarver, DM. Utilização do laser de diodo de 810 nm: gestão de tecidos moles e aplicações ortodônticas de tecnologia inovadora. Practice Proced Aesthet Dent,2006;18: 7-13.

74. Sarver D, Yanosky M. Princípios da odontologia cosmética em ortodontia: Parte 3. Tratamentos a laser para a erupção dentária e problemas nos tecidos moles. Am J Orthod Dentofacial Orthop 2005;127:262-4

75. Sarver D, Yanosky M. Princípios da odontologia cosmética em ortodontia: Parte 2. Tecnologia laser de tecidos moles e contorno gengival cosmético. Am J Orthod Dentofacial Orthop 2005;127:85-90.

76. Sarver D. Princípios de dentisteria cosmética em ortodontia: Parte 1. Forma e proporcionalidade dos dentes anteriores. Am J Orthod Dentofacial Orthop 2004;126:749-53.

77. Kim SJ, Paek JH, Park KH, Kang SG, Park YG. Efeitos da fibrootomia supracrestal circunferencial assistida por laser e da terapia com laser de baixa intensidade na recidiva de dentes rodados em beagles. Angle Orthod 2010;80:385-90.

78. Olivi G, Chaumanet G, Genovese MD, Beneduce C, Andreana S. Er, Cr: YSGG frenectomia labial a laser: uma avaliação clínica retrospetiva de 156 casos consecutivos. Gen Dent. 2010;58(3):126-33.

79. Cankat Kara. Avaliação das Percepções dos Pacientes sobre a Frenectomia: A Comparison of Nd:YAG Laser and Conventional Techniques. Photomedicine

and Laser Surgery,2008;26(2):147-52.

80. Karu, T.(2000) Mechanisms of Low Power Laser Action on a Cellular. Lasers in Medicine and Dentistry, Ed. Simunovic, Z, 97-125.

81. Walsh LJ. Avaliação clínica das aplicações de lasers de dióxido de carbono em tecidos duros dentários. J Clin Laser Med Surg 1994;12:15

82. TI Karu, Photobiological fundamentals of low-power laser therapy, IEEE J. Quantum Electron. QE-23 1703- 1717, 1987.

83. TI Kant, Photobiology of Low-Power Laser Therapy, Harwood, Londres, 1989.

84. Asnaashari M, Safavi N. Aplicação de lasers de baixo nível em medicina dentária. J Lasers Med Sci 2013;4(2):57-66

85. Bird, SE., Williams, K,& Kula K.(2007). Acetaminofeno pré-operatório vs ibuprofeno para controlo da dor após a colocação de separadores ortodônticos. Am J Orthod Dentofacial Orthop ,132(4): 504-510.

86. Lim, H.M., Lew, K.K., e Tay, D.K. (1995). A clinical investigation of the efficacy of low level laser therapy in reducing orthodontic postadjustment pain. Am. J. Orthod. Dentofacial Orthop. 108, 614-622. Am J Orthod Dentofacial Orthop 2009;136:662-7

87. Carvalho-Lobato P. Movimento dentário no tratamento ortodôntico com terapia laser de baixa intensidade: Uma Revisão Sistemática de Estudos em Humanos e Animais. Photomedicine and Laser Surgery,2014;Volume 32:302-309.

88. Torri S et al. Influence of Low-Level Laser Therapy on the Rate of Orthodontic

Movement: Uma revisão da literatura. Photomedicine and Laser Surgery,2013;Volume 31(9):411-421

89. Yoshida, T., Yamaguchi, M., Utsunomiya, T., Kato, M., Arai, Y., Kaneda, T., Yamamoto, H., Kasai, K. (2009). A irradiação laser de baixa energia acelera a velocidade de movimentação dentária através da estimulação da remodelação do osso alveolar. Orthod. Craniofac. Res., 12, 289-298.

90. Cruz et al. Efeitos da Terapia Laser de Baixa Intensidade na Velocidade de Movimento Ortodôntico de Dentes Humanos: Um Estudo Preliminar. Lasers em Cirurgia e Medicina,2004;35:117-120

91. Limpanichkul, W., Godfrey, K., Srisuk, N., e Rattanayatikul, C. (2006). Efeitos da terapia a laser de baixa intensidade na taxa de movimentação dentária ortodôntica. Orthod. Craniofac. Res. 9, 38-43.

92. Moawad GS et al. Avaliação da eficácia do laser Erbium-YAG como método auxiliar da expansão rápida da maxila: Um estudo in vivo International Orthodontics 2016 ; 14:462-475

93. Rıdvan Oksayan. Os efeitos da terapia com laser de baixo nível no crescimento condilar com um aparelho de avanço mandibular em ratos. Photomedicine and Laser Surgery 2015;Volume 33(5):252-257

94. Parker S. Laser regulation and safety in general dental practice (Regulação e segurança do laser na prática dentária geral). British Dental Journal, 2007;Volume 202,NO.9:523-532.

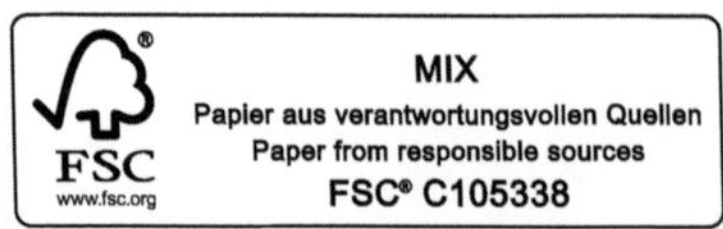

Printed by Books on Demand GmbH, Norderstedt / Germany